主编 王俐琼 闫晓风

见 肝 知 病

逄逄律题

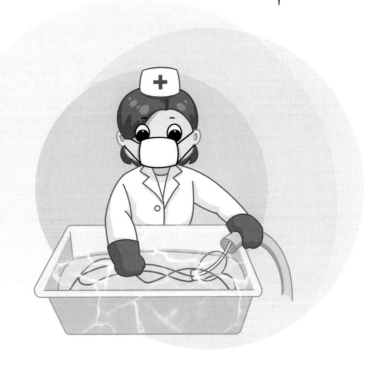

JIANGAN
ZHIBING

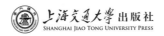
上海交通大学出版社
SHANGHAI JIAO TONG UNIVERSITY PRESS

内容提要

　　本书作为一本中医科普图书，以"治未病"理论为核心，系统而全面地介绍了肝病的相关知识，具有较高的科学性和实用性。在当前互联网信息繁杂、伪科学泛滥的背景下，本书的出现无疑为公众提供了一盏明灯，有助于引导读者科学、理性认识肝病，树立正确的健康观念。

　　本书由一线临床医生编撰，结构清晰、内容翔实，共分为 13 个篇章，覆盖了肝病的分类、特点、常见症状、检查、诊治、预防以及日常调护等多个方面。充分考虑了百姓对肝胆病防治知识亟需了解的需求，总结和归纳了 50 年来上海中医药大学附属龙华医院防治急慢性肝胆病的科学理念和方法，医理科普，防治结合，图文并茂，通俗易懂。是一部集科学性、实用性与可读性于一体的肝胆病防治指南。

图书在版编目（CIP）数据

见肝知病 / 王俐琼,闫晓风　主编. -- 上海：上海
交通大学出版社,2024.11 -- ISBN 978-7-313-31763-6
　Ⅰ. R256.4
　中国国家版本馆CIP数据核字第2024BH0843号

见肝知病
JIANGAN ZHIBING

主　　编：王俐琼　闫晓风
出版发行：上海交通大学出版社　　　　　　　　　地　　址：上海市番禺路951号
邮政编码：200030　　　　　　　　　　　　　　　电　　话：021-64071208
印　　制：上海盛通时代印刷有限公司　　　　　　经　　销：全国新华书店
开　　本：710mm×1000mm　1/16　　　　　　　印　　张：15.5
字　　数：235千字
版　　次：2024年11月第1版　　　　　　　　　　印　　次：2024年11月第1次印刷
书　　号：ISBN 978-7-313-31763-6
定　　价：79.00元

见肝知病编辑委员会

序

在医学的广阔领域中，肝胆病作为一类常见且复杂的疾病，一直以来都备受医学界的关注。《黄帝内经》曰："肝者，将军之官，谋虑出焉。"主疏泄而藏血，西医称之为"人体化工厂"，其重要性不言而喻；胆之于肝互为表里，肝胆相照，相辅相成。其秘所在，欲知其详，《见肝知病》一书娓娓道来。

科学认识肝胆病，对于维护人类健康具有至关重要的意义。本书旨在为读者提供一个全面、深入且科学的肝胆病认知框架。本书从肝胆的生理结构、功能特性出发，详细阐述了肝胆病的病因、病理、临床表现、诊断与鉴别诊断，以及治疗与预防等方面的知识。

在探讨肝胆病的病因时，本书不仅关注了病毒感染、药物损害、酒精摄入等传统因素，还深入分析了现代生活方式、环境污染等新兴因素对肝胆健康的影响。这有助于读者更加全面地理解肝胆病的发病机理，从而在日常生活中采取更加有效的预防措施。

在病理与临床表现方面，本书详细描述了肝胆病可能引发的各种症状，如黄疸、肝区疼痛、消化不良等，并分析了这些症状与肝胆病理变化之间的内在联系。这有助于读者在出现相关症状时，能够迅速识别并寻求专业医疗帮助。

诊断与鉴别诊断是本书的重点内容之一。本书详细介绍了肝胆病的常用诊断方法，如血液检查、影像学检查等，并阐述了如何与其他疾病进行鉴别诊断。这有助于读者在面临肝胆病疑似症状时，能够理性分析，避免误诊误治。

在治疗与预防方面，本书不仅介绍了肝胆病的传统治疗方法，如药物治疗、手术治疗等，还探讨了新兴的治疗方法，如生物治疗、基因治疗、免疫治疗等。同时，本书还强调了预防肝胆病的重要性，提出了合理的饮食建议、生活方式调整等预防措施。

值得一提的是，本书在撰写过程中，充分汲取了中医与西医在肝胆病认识与治疗方面的精华。中医的整体观与辨证施治思想，为肝胆病的预防与治疗提供了独特的思路与方法；而西医的精确诊断与先进治疗手段，则为肝胆病的根治提供了有力保障。这种中西医结合的撰写方式，使得本书在科学性、实用性与可读性方面均达到了较高的水平。

总之，《见肝知病》一书，是一部集科学性、实用性与可读性于一体的肝胆病科普认知指南。它不仅能够帮助读者全面了解肝胆病的相关知识，还能够引导读者在面临肝胆病时，采取正确的应对策略与预防措施。希望本书的出版，能够为推动肝胆病防治事业的发展尽绵薄之力。

张嶺

中华中医药学会肝病副主任委员、上海市中医领军人才

上海中医药大学附属龙华医院感染科主任医师、教授

2024 年 9 月

前　言

在古老而深邃的中医理论中，"见肝之病，知肝传脾，当先实脾"（出自《金匮要略·脏腑经络先后病脉证第一》）这一理论如同一颗璀璨的明珠，历经千年仍熠熠生辉。这句话不仅揭示了肝脾之间五行相克的微妙关系，更体现了中医"整体观念"和"治未病"的深远智慧。正是基于这一理念，我们精心编写了《见肝知病》一书，旨在为读者提供一份全面、科学、实用的肝胆病防治指南。

中医理论认为，肝主疏泄，调畅气机，与人的情绪、消化、血液等多个方面密切相关。而肝胆相照，互为表里，共同维护着人体的健康。然而，现代生活中，由于工作压力、不良生活习惯、环境污染等多种因素的影响，肝胆疾病的发生率逐年上升，严重威胁着人们的生命健康。因此，如何有效防治肝胆病，成为摆在我们面前的一项重要课题。上海中医药大学附属龙华医院肝科至今有60余年的历史，多年来诊治了大量的肝病患者，几代同仁不断继承创新，积累了大量的临床经验，取得了丰硕的成果，已成为沪上闻名的肝病专科。本书由龙华医院肝科、普外科临床医生编撰，充分考虑了广大肝病患者和市民朋友对于多种肝炎防治的迫切需求和困惑，内容涵盖了肝胆的基础知识、常见肝胆病的症状、诊治常识，以及日常生活中适宜的养护要点。全书分为初识肝胆、检查答疑、病毒为患、并发诸症、免疫失衡、药毒伤肝、厚味伤肝、酒毒伤肝、肝脏占位、蛊毒伤肝、胆道诸病等十三篇，每一部分均分条详述。这些条目主要来源于临床答疑，是众多患者最为关心的问题，经过专家团队的认真筛选和归纳总结而成。我们广泛参考了中医经典著作、现代医学研究成果以及临床实践经验，力求做到内容科学、准确、实用。书中不仅详细介绍了肝胆病的中医辨证施治原则和方法，还融入了中医养生防病、调理肝胆的实用建议，帮助读者树立正确的健康观念，提高自我保健能力。

在编写过程中，我们始终秉持着"以人为本，科学防治"的原则。我们深知，每个人的体质和病情都是独一无二的，因此在治疗肝胆病时，必须因人而异，因病而异，灵活运用中医的治疗方法，才能达到最佳的治疗效果。同时，我们也强调"治未病"的重要性，鼓励读者在日常生活中注重养生防病，保持良好的生活习惯和心态，从而有效预防肝胆病的发生。

希望通过本书，让读者在了解中医肝病防治知识的同时，也能感受到中医文化的博大精深和独特魅力。中医不仅是一种医学体系，更是一种文化、一种哲学、一种生活方式。它倡导的天人合一、阴阳平衡、整体观念等思想，不仅对于肝病的防治具有重要意义，也对于我们整个身心的健康都有着深远的影响。

感谢所有为本书撰写、编辑、出版付出辛勤努力的同仁和朋友们。正是有了你们的支持和帮助，才使得这本书能够顺利面世。我们也希望本书能够成为广大读者了解肝胆病防治知识的一个窗口，为百姓的健康事业贡献一份力量。如有不当之处，欢迎同道和读者指正。

让我们携手共进，共同探索肝胆病防治的智慧之路！

编　者

2024 年 9 月

CONTENTS

目 录

篇三　病毒为患　　33

篇四　并发诸症

篇五　免疫失衡

篇十　蛊毒伤肝

篇十三　起居调养

初识肝胆

人们常说的"肝病"分为哪几种类型

肝区不适就一定是有肝病吗

肝火旺是一种肝病吗

恶心呕吐、食欲下降都是由胃病引起的吗

胆汁是如何产生的，胆汁有哪些生理功能

......

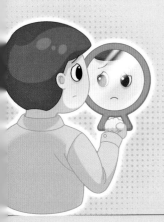

肝脏的结构和生理功能是怎样的

肝脏是人体最大的消化器官，位于右上腹，隐藏在右侧肋骨深部，绝大部分肝脏被肋弓所覆盖。因此，一般情况下，右侧肋缘下无法触及肝脏下缘，如在肋弓下触及肝脏，则多为病理性肝肿大。

由于肝的位置常随呼吸改变，通常平静呼吸时升降可达 2～3 cm，站立及吸气时稍下降，仰卧和呼气时则稍上升，因此，医师在给成年人患者触诊肝脏时，常要患者做呼吸配合。肝脏是人体最大的消化腺，成年人的肝重量相当于体重的 2%，平均约重 1.5 Kg。肝脏的再生能力很强大，在受到损伤时可以出现代偿性的增生。

肝脏的外形像个大葫芦，呈红褐色，质地柔软。肝的上面称膈面，朝向前上方。膈面借镰状韧带将肝脏分为左、右两叶，右叶大而厚，位于右侧腹部，紧邻胸壁，左叶小而薄，位于剑突下。肝的下面凹凸不平，称为脏面，朝向后下方，与腹腔器官相邻。脏面的中部有 H 形的两条纵沟和一条横沟。左侧纵沟的前部有肝圆韧带，为胚胎时期的脐静脉闭锁的遗迹；右侧纵沟的前部容纳胆囊，后部紧接下腔静脉。横沟叫肝门，肝固有动脉、门静脉、肝管、淋巴管及神经等由此进入肝脏。

肝脏分叶和分段的方法有很多，国际上较为通用的是 Couinaud 分段法，即肝脏分为 5 叶、8 段。以尾状叶为起点，沿顺时针方向将肝脏分为 8 段，记为 S1～S8。肝脏的分叶和分段主要是为了外科定位。

与其他脏器不同，肝脏具有双重血供：肝动脉和门静脉。肝动脉来自腹腔动脉，为肝脏带来丰富的氧气和能量。门静脉收集来自胃、肠等消化系统器官的血液，这些血液含有丰富的营养物质，最终汇入门静脉，进入肝脏，接下来由肝脏进行深入的加工处理。肝动脉和门静脉进入肝脏后反复分支，最终汇入下腔静脉。肝脏的血供 70%～80% 来自门静脉，仅仅 20%～30% 来自肝动脉。因此，肝脏的营养和代谢产物主要依赖门静脉，其他部位的恶性肿瘤也容易通过门静脉进入肝脏。

肝小叶是肝脏的基本结构单位，高约 2 mm，宽约 1 mm，呈多角棱柱体。成年人肝脏有 50 万～100 万个肝小叶。每个肝小叶中央有一条中央静脉，以中央静脉为

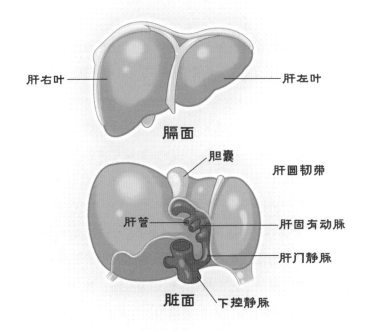

肝脏的解剖结构

中轴，周围分布有肝细胞、胆小管等，共同组成肝小叶的复杂立体构型。

　　肝脏是人体最大的腺体，被称为人体的"化工厂"。肝内进行的生物化学反应达500种以上，其主要生理功能包括如下几个方面。

　　（1）代谢功能：糖类、蛋白质、脂肪、激素等物质的代谢都是在肝脏中完成的。

　　（2）胆汁生成和排泄：胆红素的摄取、结合和排泄，胆汁酸的生成和排泄都由肝脏承担。肝细胞制造、分泌的胆汁，经胆管输送到胆囊，经胆囊浓缩后排放入小肠，帮助脂肪的消化和吸收。如果没有胆汁，食入的脂肪约有40%从粪便中丢失，而且还伴有脂溶性维生素的吸收不良。

　　（3）解毒作用：人体代谢过程中的有毒有害废物及，外来的毒物、毒素以及药物的代谢和分解产物，均在肝脏被解毒和清除。

（4）免疫功能：肝脏是人体重要的免疫器官，它能通过吞噬、隔离来消除入侵和内生的各种抗原。

（5）凝血功能：肝脏合成各种凝血因子，肝功能破坏的严重程度常与凝血障碍的程度相平行。

肝脏具有非常强大的解毒功能。实际上，这是一种生物转化功能。体内和体外的许多非营养性物质，如各种药物、毒物以及体内某些代谢产物，经过肝脏的处理，将它们彻底分解或以原形排出体外，这种作用被称作"解毒功能"，每一个肝小叶都是完成解毒功能的"车间"。

某些毒物经过生物转化可以转变为无毒或毒性较小、易于排泄的物质，但也有一些物质恰巧相反，如毒性增强（如假神经递质形成）、溶解度降低（如某些磺胺类药物）。肝脏的生物转化方式有很多种，一般水溶性物质，常以原形从尿和胆汁排出；脂溶性物质则易在体内积聚，并影响细胞代谢，必须通过肝脏一系列酶系统的作用将其灭活，或转化为水溶性物质再排出。

中医"肝"与西医"肝"的区别是什么

中医学关于肝的含义十分广泛，认为肝主疏泄，主藏血。肝在五行中属木，主动主升。肝为筋之宗，魂之局。肝开窍于目，主筋，其华在爪，在志为怒，在液为泪等。因此中医学中的肝既概括了实质器官的消化方面的功能，又包括了精神情志和循环系统、运动系统的部分功能，即包括了心、大脑、脾胃等脏器的综合功能。西医中的肝只指实质性的肝脏器官，并不包括其他系统器官的功能。所以中医"肝"和西医"肝"有着本质的区别，西医的"肝"是人体内的最大功能复杂的腺体，主要分泌胆汁帮助消化，并且可贮存糖原、合成血浆白蛋白、纤维蛋白原、血浆球蛋白，还具有吞噬血中异物及细菌的功能，并可分解进入血中的有毒物质，所以肝脏是一个消化和解毒的重要器官。而中医的"肝"是消化、神经、循环等系统的综合功能，不能和具体的解剖学上的肝脏完全画等号。

人们常说的"肝病"分为哪几种类型

依据传染性的不同，肝病可以分为两大类，即传染性肝病和非传染性肝病。

（1）传染性肝病是指各种病毒性肝炎，包括甲型肝炎（简称甲肝）、乙型肝炎（简称乙肝）、丙型肝炎（简称丙肝）、丁型肝炎（简称丁肝）、戊型肝炎（简称戊肝）、庚型肝炎（简称庚肝）。甲肝、戊肝为急性自限性病毒性肝炎，感染后获得终身免疫力，一般不会发展为慢性感染。乙肝、丙肝、丁肝、庚肝有多种感染形式，易慢性迁延不愈，可发展为肝硬化和肝癌。此外，一些非嗜肝病毒，如巨细胞病毒、EB病毒、柯萨奇病毒、流感病毒、腮腺炎病毒、黄热病毒、出血热病毒等也可导致肝脏损伤。

（2）非传染性肝病主要包括脂肪性肝炎、酒精性肝炎、药物性肝损伤、自身免疫性肝炎、原发性胆汁性胆管炎、原发性硬化性胆管炎、肝豆状核变性、血色病等。

体检发现肝脏体积明显肿大或明显缩小，说明什么

在正常情况下，肝脏下缘位于肋弓的保护之内，腹部触诊难以触及。如若肋弓下缘可以轻易摸到肝脏下缘，则提示肝脏肿大，肝脏的急性炎症，如甲肝、戊肝、急性乙肝、肝脏肿瘤、酒精性肝病、酒精性肝硬化等常常出现肝脏肿大。通过治疗待病情好转后，肝脏体积可缩小，并可恢复至正常大小。

肝脏体积减小往往发生在慢性肝病后期，由于纤维结缔组织的大量增生，肝脏内部结构发生显著改变，假小叶形成，肝脏体积缩小、硬度明显增加，同时，左右肝叶的比例失调，这些都是肝硬化的表现，多见于慢性病毒性肝炎后期，以及自身免疫性肝炎后肝硬化。

肝区不适就一定是有肝病吗

很多慢性肝炎患者都会出现肝区不适的症状，除此之外，很多疾病都会出现肝区不适，诸如胸壁病变，如右季肋部的肌肉局部损伤、肋骨骨折、胸壁挫伤、骨髓炎、带状疱疹、肋间神经炎、流行性胸痛、胸壁结核等；胸膜及肺组织病变，如右侧结核性胸膜炎、气胸、脓胸、血胸、肺炎、支气管肺癌、肺栓塞等；其他，如膈下脓肿等。因此，不能单纯依据肝区不适一个症状就诊断为是肝病，还要结合其他症状及相关的理化检查综合判断。

皮肤、巩膜、小便发黄是肝病的特有症状吗

体内胆红素代谢障碍，大量的结合胆红素或非结合胆红素进入血液，因此出现皮肤、巩膜黄染、小便发黄，俗称黄疸。整个胆红素的代谢过程涉及血液系统和肝胆系统，前者为源，后者为流，这两个环节发生病变都会出现黄疸，因此，黄疸并不是肝病患者的专属症状，黄疸也不会传染。在日常生活中，还有一些生理性发黄，诸如在大量进食南瓜、胡萝卜等富含胡萝卜素的食物后，也会出现皮肤发黄，但无须治疗，数日后可恢复正常。

正常人尿液中因含有尿胆原而呈现淡黄色。小便黄色加深可能的原因：① 肝细胞受损，肝功能出现障碍，造成红细胞在肝脏受到破坏，造

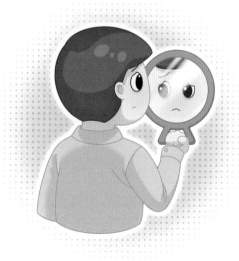

黄疸患者

成尿胆原偏高。② 患溶血性黄疸造成红细胞破坏，从而出现尿胆原偏高。③ 尿胆原偏高还可能是因为心功能不全、便秘、高热等原因引起。④ 门脉性肝硬化、充血性心力衰竭及败血症等。由于肝功能障碍，对于从肠内吸收的正常量的尿胆原无法将其利用和重新经胆道排出体外，导致尿中尿胆原增加。⑤ 饮水量少，尿液浓缩而出现小便发黄。

为什么肝病患者常会感觉眼睛不舒服

中医认为，肝开窍于目。眼睛的很多症状与肝密切相关。现在的年轻人工作压力大，熬夜加班，容易出现紧张焦虑，性情急躁易怒，这个属于肝火上炎，常常出现目赤肿痛。有些患者年老体衰，表现为血压偏高、情绪激动、头晕头胀、腰腿酸软，这种情况属于肝肾亏虚，肝阳上亢。如果这个时候突然昏倒、两目上视、四肢抽搐，是肝风内动导致，西医属于急性脑梗死、急性脑出血等危急重症。

很多老年患者常常感觉眼睛干涩和视物模糊，视力减退；有些女性出现月经量少、色淡，甚者提早经闭，其实这些都是肝血不足的表现，眼睛失去滋润和濡养，因此会感觉不舒服。中医认为，肝藏血，当人体处于相对安静的状态时，部分血液回流入肝而藏之，当人体处于活动状态时，则血运送至全身，以供养各组织器官的功能活动。

为什么说肝主筋

中医学认为，筋是联络关节、肌肉，专司运动的组织。由于筋膜有赖于肝血的滋养，故有"肝主筋"之说。肝血充盈，筋膜收缩有利；肝血不足，血不养筋，即可出现手足震颤、肢体麻木、屈伸不利等症状；若热邪耗上津液，血不养筋，则会出现四肢抽搐、牙关紧闭、角弓反张等症状，也称为"肝风内动"。"爪为筋之余"，指（趾）甲的枯荣可以直观地反映肝血的充盈程度。肝血充足，则筋强力壮，指（趾）甲坚韧；肝血亏虚，筋弱无力；指（趾）甲软而薄脆，晦暗色枯。

肝火旺是一种肝病吗

肝在五行属木。木的特性是喜疏泄调达，因此，中医学认为肝主疏泄。临床上肝失疏泄可表现为肝郁气滞，郁结日久化火，则为肝火，表现为易怒、性情暴躁。肝火旺属于中医肝病的范畴，在现代医学中属于心理障碍范畴。很多慢性肝病患者，病程迁延日久，思想负担较重，久之郁结化火，也可出现肝火旺的表现，表现为情志异常，多愁善感、性急易怒等。因此说，肝火旺不是一种病，是一系列症状的总结，并非肝病患者专属，其他慢性疾病中亦可出现相应的症状。

恶心呕吐、食欲下降都是由胃病引起的吗

恶心呕吐是常见的胃肠道反应，然而却并非仅见于胃肠病，肝病患者也常常出现恶心呕吐和厌食油腻。肝功能异常时，可影响到胃肠消化功能，出现消化道不适症状，因此，如果出现恶心呕吐，别忘记关注肝脏系统的病变。

食欲下降是临床常见的症状，是指进食的欲望降低。完全的不思进食则称为厌食。这一症状并非脾胃专属，可见于急性、慢性胃炎，胃癌，

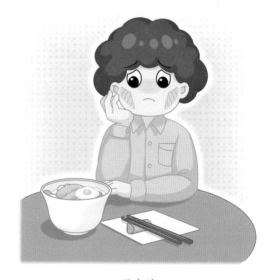

没食欲

肺结核，尿毒症，心力衰竭，肝炎，肝硬化，慢性肾上腺功能减退，神经性厌食，化疗药物的不良反应等。

这里需要提醒的是，肝病也会出现食欲下降。肝病常常被称为"最大的隐形杀手"，是因为肝病患者没有特别显著的症状。患者可能会出现腹胀、胸口闷、食欲降低、伤风感冒、发热、呕吐等，但有些人可能不会把这些现象当作一回事，而是自己到药房里买药吃，这会导致病情恶化，最后甚至因此而丧命。所以，出现食欲下降时别忘记检查肝功能，不可不慎。

中医学认为，肝具有疏通气机的功能，这个功能有助于食物的消化和吸收，如果肝气不疏，就会出现腹胀、食欲下降，恶心呕吐等。

胆囊的位置在哪里，其生理功能是什么

胆囊位于人体右侧腹部的胆囊窝内，与肝脏紧密相邻，是一个形态类似梨形的囊袋构造。胆囊自身不能合成和分泌胆汁，只有浓缩和储存胆汁的作用。胆汁由肝脏产生，经各级肝管排出，一般先在胆囊内贮存，胆囊腔的容积为 40～70 mL。

如何大致判断胆囊的位置，我们可先摸到自己的右侧肋骨最下缘，在右侧肋弓的中间基本就是胆囊位置。医学上，胆囊的体表定位点位于右腹直肌外缘和内缘之下，即右肋弓和腹直肌相交点上。做仰卧起坐时可以摸到明显的腹直肌外缘处，此腹直肌外缘和右肋弓下方相交处即为胆囊体表定位点。生理结构部位：胆囊在肝脏下胆囊窝内，和肝脏紧密连接，同时胆囊是肝脏分左肝和右肝中点的象征。

如果把胆囊看成一个类圆柱体形状，其实际大小宽径一般在 3～5 cm，长度一般在 5～12 cm。胆囊的大小并不固定，会随着饮食的摄入，胆汁的分泌、储存、排空情况会发生变化。如果进食了高脂餐，胆囊就会发生收缩现象，胆囊的体积会明显缩小，甚至最多可以缩小到空腹时胆囊的 1/5 大小。在进行胆囊超声检查的时候，测到的胆囊大小通常都略小于胆囊的实际大小，长度一般都不会超过 9 cm、宽度一般都

在 3～4 cm。有些正常人群可能小于上述范围，也可能大于上述范围，但总体差异并不很大。

当胆囊出现病变，如炎症或者梗阻，胆囊会增大很多，临床上可以见到长度大于 20 cm 的胆囊。当胆囊出现萎缩性改变，往往没有收缩功能，胆囊长度可以小到 2～3 cm。

胆汁是如何产生的，胆汁有哪些生理功能

胆汁的形成和分泌是一个复杂的过程，胆汁由肝细胞生成，成年人每日分泌量为 800～1 000 mL。胆汁是一种消化液，以胆盐和胆汁酸为主，不含有消化酶。

胆汁的成分非常复杂，其中胆汁酸是最主要的有机成分。胆汁的主要作用如下。① 帮助消化：胆盐或胆汁酸可作为乳化剂，将脂肪乳化成微滴，分散于水溶液中；胆汁酸还可与脂肪酸结合，形成水溶性复合物，促进脂肪酸、脂溶性维生素的吸收。② 排泄胆固醇、药物、重金属和其他有毒有害的物质。③ 分泌炎性因子、防御肠道细菌和病毒的感染。总之，胆汁对于脂肪的消化和吸收具有重要意义。

胆管系统里肝内胆管、肝总管、胆总管、 胆囊管之间有什么关系

医学上胆道是指胆汁流通的道路，我们把这些管状道路统称为胆道。广义的胆道包括胆囊和胆管，二者都有胆汁在其中；狭义的胆道指的是胆管，因为道路和管的相通性，更容易让人理解。为了科普的方便性，我们就采用广义的胆道概念，胆道疾病包含所有胆囊和胆管疾病。而只有把胆道、胆囊、胆管的关系理清楚，才能更好地来科普相关知识。

胆管分肝内胆管和肝外胆管。肝内胆管在肝脏的里面，逐级向上分叉而分布于肝

脏各个角落，向下汇聚成左右肝管，然后左右肝管走出肝门合成肝总管，肝总管是肝脏分泌的胆汁进入胆总管的入口。

肝外胆管包括肝总管、胆总管、胆囊管。胆囊管是胆囊的出口管道，连接胆总管。而肝总管和胆总管是一条胆管的不同分段名称，胆囊管和肝总管汇合成胆总管，为了更好理解，也可以看作肝总管和胆总管是树干，胆囊管是一个分叉，分叉上长出了胆囊这个果实。从医学定义上来说，胆总管根据走行位置不同，可以划分为四个部分，即十二指肠上段、十二指肠后段、胰腺段和十二指肠壁段，对于胆汁的流动和胆道系统的功能具有重要意义。

成语"肝胆相照"，表示对人忠诚，以真心相见，又名"肝胆照人"。肝脏和胆囊的关系就像一对同胞兄弟，不仅解剖位置上紧密相连，胆囊紧靠肝脏下缘，而且二者共同完成胆汁的合成、排泄，在发生病变时也是相互影响。可见，肝与胆的关系非常密切，因此历来有"肝胆相照"一说。中医认为，肝的疏泄功能正常与否直接影响胆汁的分泌、排泄，若其疏泄功能正常，则胆汁循常道而行；反之，则胆汁既可上逆，亦可外溢而造成病变，出现口苦、黄疸等。

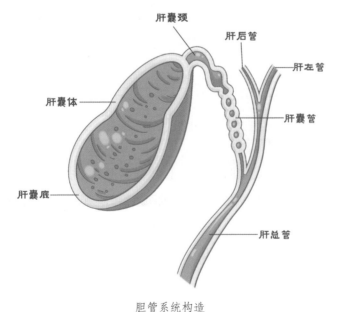

胆管系统构造

肝功能检查包括哪些项目

什么是黄疸，黄疸分为哪些类型

白蛋白和免疫球蛋白分别有什么临床意义

什么是肝穿刺，做肝穿刺有何临床意义

如何评估胆囊功能是否良好

……

不会有辐射吧？！

肝功能检查包括哪些项目

一提到肝功能，人们往往联想到转氨酶，其实，肝功能的指标很多，这些指标主要反映肝脏四个方面的情况。① 合成功能：白蛋白反映肝脏合成蛋白质的功能，凝血酶原时间反映肝脏合成凝血因子的能力，另外前白蛋白、胆碱酯酶等反映肝脏的储备能力。② 胆汁淤积：胆红素和胆汁酸反映肝脏代谢内源性物质的能力降低，碱性磷酸酶、谷氨酰转肽酶升高反映胆管细胞的损伤情况等。③ 肝细胞损伤：谷丙转氨酶、谷草转氨酶升高提示肝细胞损伤及损伤的程度。④ 肝脏间质改变：血清蛋白电泳已取代浊度反应，γ-球蛋白增高的程度可评价慢性肝病的演变和预后，提示库普弗细胞功能减退，不能清除血循环中内源性或肠源性抗原物资。透明质酸酶、Ⅲ型胶原、Ⅳ型前胶原的升高均提示肝纤维化。

需要说明的是，由于肝脏有强大的代偿功能，因此，轻微的肝损伤肝功能指标可表现为正常。肝功能检查并非特殊病原学检查，特异性不强，各种原因包括病毒性、脂肪性、酒精性及其他生理因素（如怀孕、剧烈运动等）均可导致肝功能异常，需要结合其他检查综合判断。肝功能的检测受温度、饮食、仪器、检查方法等多种因素影响。

什么是谷丙转氨酶和谷草转氨酶，
这两个指标升高说明什么

谷丙转氨酶，又称丙氨酸转移酶，缩写为 ALT 或 GPT。如果肝细胞发生炎症、坏死、中毒等损害，转氨酶就会由破裂的肝细胞内转移到血液中。ALT 以肝脏中活力最大，当肝细胞损伤时，ALT 释放到血液内，于是血液内酶的活力明显增加。在临床上测定血液中谷丙转氨酶活力可作为诊断的指标。可见，谷丙转氨酶是肝细胞受到急性损伤的信号灯，它提示我们应该进一步检查寻找引起转氨酶升高的根本原

因。此外，它也是临床观察疗效的重要指标，对于指导用药有重要的意义。

谷草转氨酶（GOT），又称天冬氨酸转氨酶（AST），也是临床中经常用到的判断肝功能的指标。谷草转氨酶以心脏中活力最大，其次为肝脏。肝内的谷草转氨酶有2种同工酶，分别存在于肝细胞的线粒体内的 mAST 和胞质内的 sAST。在肝细胞轻度病变时，仅 sAST 释放入血；而当病变严重时，mAST 也会相继释放入血。故血清 AST 活性随肝细胞损害的程度增高。肝细胞损害时，AST 随 ALT 较小幅度升高，或虽幅度较大而时间短暂，临床意义与 ALT 相同；AST 增高超过 ALT，虽幅度并不太大但持续时间很长，因此，AST 的临床意义主要在于提示病变的慢性化和进展性。

除肝脏以外，体内其他脏器组织，如心脏、肾脏、肺、睾丸、肌肉等均含有转氨酶。一些外界因素也可使谷草转氨酶一过性增高，如运动、进食、饮酒、熬夜、药物等。因此，转氨酶升高并非就一定是肝病。

ALT 主要分布在肝细胞质内，AST 主要分布在肝细胞质内和肝细胞的线粒体中。因此，不同类型的肝炎患者的 ALT 和 AST 升高的程度及其 AST/ALT 的比值是不一样的。急性肝炎和慢性肝炎的轻型，虽有肝细胞的损伤，但肝细胞的线粒体仍保持完整，故释放入血的只有存在于肝细胞浆内的 ALT，所以，肝功能主要表现为 ALT 的升高，则 AST/ALT 的比值 <1。重型肝炎和慢性肝炎的中型和重型，肝细胞的线粒体也遭到严重破坏，AST 从线粒体和胞质内释出，因而表现出 AST/ALT $\geqslant 1$。肝硬化和肝癌患者，肝细胞的破坏程度更加严重，线粒体也受到了严重的破坏，因此，AST 升高明显，AST/ALT>1，甚至 >2。酒精性肝病患者，AST 的活性也常常大于 ALT。但是重型肝炎肝功能衰竭由于肝细胞的大量坏死，正常肝细胞数量少，转氨酶的生成、释放减少，而血清胆红素则显著升高，出现"胆-酶分离"的现象，提示疾病更加凶险。

什么是黄疸，黄疸分为哪些类型

黄疸是肝病的一个常见症状，其发生是由于胆红素代谢障碍密切相关。胆红素来源于衰老的红细胞分解后的血红素。在正常情况下，由肝细胞对血液内胆红素进行摄取，在肝细胞内形成结合胆红素，排入胆道系统。如果其中的环节发生障碍，则血红素代谢障碍，从而出现胆红素聚集于血液内，均可出现黄疸。临床上表现为巩膜、黏膜、皮肤及其他组织被染成黄色。因巩膜含有较多的胶原蛋白和弹力纤维，与胆红素有较强的亲和力，故黄疸患者的巩膜黄染常先于黏膜、皮肤而首先被发现。当血清总胆红素浓度在 17.1～34.2 μmol/L，而肉眼看不出黄疸时，称为隐性黄疸或亚临床黄疸；当血清总胆红素浓度超过 34.2 μmol/L 时，临床上即可发现黄疸，也称为显性黄疸。

肝病可以引起胆红素升高，但出现黄疸就认为是肝炎的说法是不正确的。黄疸分为三种类型。① 溶血性黄疸：某些遗传性疾病及理化因素，导致体内红细胞破坏过多，发生溶血、贫血。② 梗阻性黄疸：由于结石、寄生虫、肿瘤等因素，致使胆道阻塞，胆汁排泄不畅。③ 肝细胞性黄疸：各种原因导致的肝细胞损害，均可引起肝细胞性黄疸。

可见，肝炎仅是肝细胞性黄疸的诱因之一，遇到黄疸患者，应结合患者病史，实验室检查、B 超或 CT，综合判断，找到黄疸的原因，防止"谈黄色变"，盲目武断下结论。

血清胆碱酯酶有什么意义

血清胆碱酯酶是肝细胞合成的酶之一，能够反映肝细胞合成的功能。肝细胞损伤时，肝细胞合成胆碱酯酶减少，血清中胆碱酯酶活性下降，由于血清胆碱酯酶半衰期短，所以它是肝内损害时一种极为敏感的指标，可反映肝细胞的合成功能，用于估计肝的储备功能和肝病的预后。

急、慢性肝炎时，血清胆碱酯酶的降低程度往往与病情严重程度相一致，与黄疸程度不一定平行。若血清胆碱酯酶活性持续降低，则提示预后不良。肝硬化失代偿期，血清胆碱酯酶活性明显下降，肝性脑病时最为显著。亚急性重症肝炎，特别是肝性脑病时，血清胆碱酯酶明显降低，且多呈持久性。发生肝外胆管梗阻性黄疸时，血清胆碱酯酶正常，伴有胆汁性肝硬化时则降低。原发性肝癌时，血清胆碱酯酶活性取决于肝原来的情况和损害程度。如伴有肝硬化或原有慢性活动性肝炎时，酶活性常降低。

肝病患者为什么也需要检查血糖

人们通常认为糖尿病与胰腺相关，但有一种病为肝源性糖尿病却并不为大多数人知晓。我国肝病患者数量众多，临床由于肝病而继发的糖尿病也不在少数，有数据显示，慢性肝病中糖尿病的发生率高达27%。然而这是为什么呢？这要从肝脏的功能说起。肝脏是人体内最大的化工厂，尤其在糖类代谢中起着重要的作用，葡萄糖的摄取、储存、合成与代谢均离不开肝脏。肝脏主要通过糖原的合成和分解来调节血糖水平，使血糖维持在正常范围。此外，体内调节血糖的激素，如胰岛素和胰高血糖素，均在肝脏内代谢和灭活。当肝功能损伤时，必然会影响到糖的代谢，同时，糖的代谢异常也会引起肝脏的损害。因此，肝病患者也应关注血糖情况。

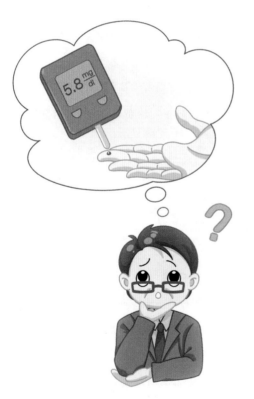

肝病患者需查血糖？

血胆汁酸升高有什么意义

γ-谷氨酰转肽酶（γ-GT）广泛分布于人体组织中，肾内最多，其次为胰和肝。在肝内主要分布于肝细胞质和肝内胆管上皮中，正常人血清中 γ-GT 主要来自肝脏。正常值为 3～50 U/L（γ-谷氨酰对硝基苯胺法）。γ-GT 是胆汁淤积症的重要指标。各种急性肝炎、慢性活动性肝炎及肝硬化都会引起胆汁淤积，均可以看到这个指标升高。

总胆汁酸（TBA）是在肝脏内合成与甘氨酸或牛磺酸结合成为结合型胆汁酸，然后被肝细胞分泌入胆汁，随胆汁至肠道后，在肠道内的细菌作用下被水解成游离型胆汁酸，其中有 97% 被肠道重新吸收后回到肝脏。如此循环不息。这样能使 TBA 发挥最大生理效应，更可防止 TBA 大量进入循环中对其他组织细胞产生毒害（总胆汁酸的 PH 非常低）。健康人的周围血液中血清胆汁酸含量极微，当肝细胞损害或肝内、外阻塞时，胆汁酸代谢就会出现异常，TBA 就会升高。因此，TBA 测定是一项比较敏感和有效的肝功能试验之一。

TBA 水平受饮食的影响较大。由于胆汁酸是由胆固醇形成的，所以可以通过控制胆固醇的摄入来控制胆汁酸浓度。以下几种食物可以降低总胆汁酸。① 玉米：含有丰富的钙、磷、硒和卵磷脂、维生素 E 等具有降低血清胆固醇的作用。② 海带：可降低血及胆汁中的胆固醇。③ 大豆：大豆及大豆制品中含有丰富的不饱和脂肪酸、维生素 E 和磷脂，三者均可降低血中胆固醇。④ 姜：姜含有一种脂质，具有明显降低胆固醇的作用。⑤ 香菇：其含腺嘌呤衍生物，具有降低血清胆固醇的作用，能有效防止动脉硬化和血管变脆，同时还可降低血压。⑥ 鱼：鱼的脂肪中不饱和脂肪酸高达 70%～80%，易被人体消化吸收，并且有降低血中胆固醇的作用，是植物油降脂效能的 2～5 倍。

白蛋白和免疫球蛋白分别有什么临床意义

白蛋白的定量是肝功能检查中非常重要的一个指标，它代表了人体的营养状况和肝脏的合成功能。不同年龄段白蛋白的正常值也不相同，新生儿白蛋白的正常值范围为 28 ～ 44 g/L，14 岁后白蛋白的正常值范围为 38 ～ 54 g/L，成年人白蛋白的正常值范围为 35 ～ 50 g/L，60 岁后白蛋白的正常值范围为 34 ～ 48 g/L。一般情况下，白蛋白增高主要见于血液浓缩而致相对性增高，如严重脱水和休克、严重烧伤、烫伤、急性出血、慢性肾上腺皮质功能减退症。对于慢性肝病，尤其是肝硬化患者，白蛋白常常降低，这是由于白蛋白几乎全由肝脏合成，因而各种肝脏、蛋白补偿功能受损，造成白蛋白制造不足，导致肝源性白蛋白偏低。因此，这项指标对于评估肝脏功能有重要的临床意义。当白蛋白降低至 25 g/L 以下时易产生腹水。

人体的体液免疫包括 IgG、IgM、IgA 等免疫球蛋白和各种自身抗体。IgG 是免疫球蛋白 G（Immunoglobulin G）的缩写，是血清主要的抗体成分，约占血清免疫球蛋白的 75%，其中 40 ～ 50% 分布于血清中，其余分布在组织中。IgG 是唯一可以通过胎盘的免疫球蛋白。IgG 的功能主要是在机体免疫中起保护作用，大多数发挥抗菌、抗病毒作用；应对麻疹、甲型肝炎等，能有效预防相应的感染性疾病。IgG 是自身免疫性肝炎诊断和疗效评价的重要指标。

血清电解质检查包括哪些项目，为什么要检查血清电解质

临床中常常提到的检测电解质是指对血清中电解质含量的测定。通常包括血钾，血钙、血钠、血清磷等，通过对以上物质的检测可了解人体内电解质的含量，为补充电解质维持体内渗透压及酸碱平衡提供依据。临床最为常见的电解质紊乱为高钾血症、低钾血症、高钠血症、低钠血症。

适当的钾离子浓度对骨骼肌和心肌电兴奋的产生和传导有重要作用，也直接影响酸碱平衡的调节。钾离子紊乱是临床上最常见的电解质紊乱之一，且常和其他电解质紊乱同时存在。血钾浓度高于 5.5 mmol/L 称为高钾血症，高于 7.0 mmol/L 则为严重高钾血症。高钾血症和低钾血症最严重的后果是可能导致心搏骤停，因此，血钾是临床医生非常关注的一个指标，一旦出现异常，应积极纠正。

血清钠低于 135 mmol/L，称为低钠血症。血清钠低仅反映钠在血浆中浓度的降低，并不一定表示体内总钠量的丢失，总体钠可以正常甚或稍有增加，临床上较为常见，特别在老年人中。主要症状为软弱乏力、恶心呕吐、头痛嗜睡、肌肉痛性痉挛、神经精神症状和可逆性共济失调等。

如果低钠血症在 48 小时内发生则有很大危险，可很快出现抽搐、昏迷、呼吸停止或死亡，可导致永久性神经系统受损的后果。慢性低钠血症者，则有发生渗透性脱髓鞘的危险，特别在纠正低钠血症过快时易发生。除脑细胞水肿和颅内高压临床表现外，由于血容量减少，可出现血压低、脉细速和循环衰竭，同时有失水的体征。总体钠正常的低钠血症则无脑水肿的临床表现。

血清钠浓度高于 145 mmol/L，称为高钠血症，常见于血液浓缩导致浓缩性高钠血症，在罕见的情况下，亦可由于肾排钠减少引起钠过多，此为潴留性高钠血症。

腹部B超检查主要查什么，
为什么做腹部B超检查时需要空腹

由于 B 超检查具有无创、价格低廉、检查方便、快捷、重复性强等特点，因此，在肝病诊疗中广泛应用。B 超检查可以提供肝脏的位置、大小、质地、形态等信息。此外，对于肝内局限性的病变，诸如肝内结石、肝内囊肿、脓肿、外伤性血肿、肝内良性肿瘤、恶性肿瘤、肝内弥漫性病变（如脂肪肝、肝硬化等）、腹腔积液、胸腔积液，均能提供相应的诊断依据。多普勒超声还能提供肝脏和脾脏以及门静脉系统血流

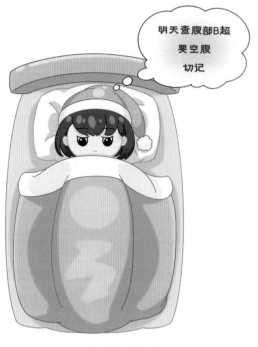

明天查腹部B超
要空腹
切记

空腹查腹部B超

动力学的信息。另外，借助B超检查进行定位，有助于肝脏穿刺、脓肿穿刺、肿瘤介入治疗等。

胆囊是储存和浓缩胆汁的重要器官，它的体积不是固定不变的，空腹时胆囊的体积是最大的，内含大量的胆汁，当进食3～5分钟后，食物经过十二指肠，刺激十二指肠黏膜，产生一种激素叫缩胆囊素，使胆囊收缩，将胆囊内胆汁立即排入十二指肠，以助脂肪的消化和吸收，此时胆囊排空。可见，空腹胆囊是最有利于B超观察胆囊壁及胆囊内容物，也是最容易发现其异常病变的。

什么是超声造影，适用于哪些疾病

超声造影作为目前最先进的超声成像技术，被誉为无创性微循环血管造影技术，它能提供比普通超声及彩色多普勒超声更丰富、更明确的诊断信息，是一项无创、无电离辐射的新型影像学技术。

超声造影是利用造影剂使后散射回声增强，明显提高超声诊断的分辨力、敏感性和特异性的技术。随着仪器性能的改进和新型声学造影剂的出现，超声造影已能有效地增强心肌、肝、肾、脑等实质性器官的二维超声影像和血流多普勒信号，反映和观察正常组织和病变组织的血流灌注情况，已成为超声诊断的一个十分重要和很有前途的发展方向。

造影剂的类型很多，使用最多的是微气泡造影剂。这项技术在肿瘤的检出和定性诊断中有着重要的意义。研究表明，在肝肿瘤数量的诊断方面，声学造影优于常规超声和 CT，尤其在检测 1 cm 以下的小病灶方面，声学造影的诊断能力较强。与 CT 和 MRI 相比，声学造影存在一些显著的优点，如安全性好，无过敏反应，实时性好，检查费用相对较低等。

超声造影适用于下列疾病的诊断：

（1）适用于全身各实质脏器，如肝脏，胆囊，胰腺，肾脏占位病变的良恶性鉴别，甲状腺、乳腺 4A 类及以上结节的良恶性诊断，子宫、附件及盆腔内占位性病变的诊断。

（2）穿刺手术术前评估，精准定位、术中疗效评估及术后随访。

（3）消融术中、术后随访评估。

（4）四肢血管超声造影：用于血管源性肿瘤、血栓与癌栓的鉴别。

（5）颈动脉斑块超声造影：可以清晰显示动脉斑块内新生血管的情况，用于评价斑块稳定性，帮助预测脑卒中的风险。

（6）子宫输卵管通畅性检查。

超声造影剂有不良反应吗，哪些人不适合做超声造影

目前，临床常用的超声造影剂是注射用六氟化硫微泡，它是一种惰性气体，不会与人体发生任何反应，经血管注入后，通过肺的呼吸排出。整个过程超声造影剂在 15 分钟经肺完全排出，对脏器、组织无损伤，对 CT 和 MRI 核磁增强显像检查有禁忌证的肝肾功能损伤者也适用。此外，超声检查无辐射，不用担心射线对人体的伤害。以下几种情况不适合做超声造影：

① 已知对六氟化硫或造影剂中的其他成分有过敏史的患者。② 近期有心脏

病的患者，如急性冠脉综合征或不稳定性缺血性心脏病、心绞痛、急性心力衰竭、严重心律失常。③ 伴有右向左分流的心脏病患者，重度肺动脉高压患者（肺动脉压 >90 mmHg），未控制的原发性高血压患者和成人呼吸窘迫综合征患者。④ 孕妇和哺乳期患者，年龄 18 岁以下的未成年人。

什么是肝脏储备功能检测

肝脏储备功能可以反映肝脏功能的潜力，体现患者肝脏损害后的恢复能力及对手术的耐受程度。目前评估肝脏储备功能主要检测两个方面，即肝固有代谢容量储备和肝功能性血流量储备。有专门的机器完成评估，这项技术对于警示早期肝功能不全或隐匿性肝脏疾病、动态评估病情程度、判断预后、评估用药安全性和有效性、指导手术前规划、术中判断剩余肝段功能性肝细胞数量及功能性血流灌注情况、肝移植供受体围手术期评估、指导肝硬化患者利尿剂的使用评估等有重要的临床价值。

什么是肝穿刺，做肝穿刺有何临床意义

肝穿刺是肝穿刺活体组织检查术的简称，通常是在 B 超定位下，采用专门的穿刺针或穿刺枪快速刺入肝脏组织，抽取少量组织标本，经过处理后作病理组织学、免疫组织化学等染色，在显微镜下观察肝脏组织和细胞形态。

穿刺标本一般长为 1.5～2.5 mm，肝穿刺病理学检查主要用于各种肝脏疾病的鉴别诊断，如鉴别黄疸的性质和产生的原因，了解肝脏病变的程度和活动性，提供各型病毒性肝炎的病原学诊断依据，发现早期、静止期或尚在代偿期的肝硬化，判别临床疗效，尤其在确定肝纤维化严重程度上是国际公认的"金标准"。此外，肝穿刺还可以用于诊断性治疗，如肝脓肿穿刺排脓、肝囊肿抽液、肝癌瘤内注射药物

或无水酒精等。

肝穿刺用于临床已有 100 余年的历史，随着穿刺器械和操作方法的不断改进，现在普遍采用 Menghini 一秒钟肝穿刺法，其方便安全，成功率高，无明显不良反应。如严格按照肝穿刺的适应证和禁忌证选择患者，术前术后做好充分的准备与护理，不会加重原有肝脏的病变，不会加重病情。

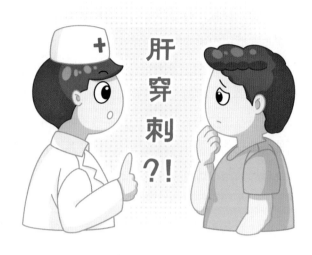

要做肝穿刺？

肝穿刺是临床重要的检查手段，能为疑难肝病的诊断与鉴别诊断提供组织学和细胞学依据，临床意义主要有以下几个方面。

（1）有利于对多种肝病的鉴别诊断：许多临床诊断比较困难的慢性肝病，如各型病毒性肝炎、酒精性肝炎、肝结核、肝肉芽肿、血吸虫病、肝肿瘤、脂肪肝、肝脓肿、原发性胆汁性肝硬化及各种代谢性肝病（肝豆状核变性、肝糖原累积病、肝脏淀粉样变性）等，往往需要通过肝穿刺来了解患者的肝脏病变，为明确诊断提供重要的甚至可能是决定性的依据。

（2）了解肝脏病变的程度和活动性：肝穿刺活组织检查是一种能直接了解肝组织的病理变化，并可以做出较客观、精确诊断的检查方法。有不少慢性乙型肝炎患者，感染病毒时间已很长，但抽血检验发现转氨酶异常可能仅有半年时间，但乙肝病毒含量水平也不高。这些患者通过肝穿刺能发现慢性肝病是否处于活动期，并能推断其病变的轻重程度。

（3）提供各型病毒性肝炎的病原学诊断，依据大部分肝炎病毒是嗜肝病毒，它们往往多在肝组织中寄生。只有血清中病毒达到一定量时，临床检验才能够检测得到。

所以目前仍有一些病毒性肝炎，临床检验时显示血清病毒标志物全部是阴性，难以确定其病原。但是，通过肝穿刺，用超敏感免疫组织化学和原位分子杂交技术，可检测出寄生在肝组织中的肝炎病毒。

（4）发现早期、静止或尚在代偿期的肝硬化，特别是肝纤维化，在发病早期通过血液化验、B超检查一般难以发现，但是通过肝穿刺检查可以对肝纤维化和早期、静止或尚在代偿期的肝硬化进行精确诊断，并能够鉴别肝硬化的临床类型，区分是酒精性肝硬化，还是肝炎后肝硬化，以及是否伴有活动性肝炎。例如，一些诊断为慢性无症状肝病病毒携带者患者，通过肝脏穿刺检查可发现是活动性肝硬化或慢性活动性肝炎。

（5）有利于药物的选择和药物的疗效判断：治疗前后肝活检组织病理变化是评判药物治疗效果的可靠指标，为临床药物治疗提供客观的评价依据。目前常用的抗肝病病毒的药物有干扰素与拉米夫定，应用干扰素或拉米夫定进行抗病毒治疗，不仅疗程长，且价格昂贵。治疗前如能进行肝穿刺，根据肝组织炎症的活动程度，有选择性和针对性地应用抗病毒药物将明显提高疗效。

（6）鉴别黄疸的性质和原因：临床上对黄疸往往难以确定病因，可做肝活检。它可以确定黄疸是胆红素代谢障碍，或是肝细胞性黄疸，还是胆汁淤积所致，是病毒性还是药物引起。不同的病因，预后和治疗是完全不同的，只有诊断清楚，才能制订正确的诊疗方案。

（7）作为慢性肝炎病情、预后的评判指标：肝穿刺可发现肝组织的病变情况，为判断病情变化和判断预后提供客观依据。重型肝炎如以肝细胞水肿为主，则病情较轻，预后较好，病死率较低；如以肝细胞坏死为主，且正常肝细胞残存率较低，则病情严重，预后较差，病死率高。

（8）可以进行诊断性治疗：在B超或CT引导下，有目的性地进行肝穿刺，可开展肝脓肿穿刺排脓、注射药物，无水酒精瘤内注射治疗肝癌等。在进行穿刺取材、诊断的同时，还可以开展诊断性治疗，做到诊断和治疗两不误。

肝穿刺后出血的发生率在十万分之一左右，由于肝活检技术已经很成熟，只要掌握好适应证、禁忌证，做好充分的准备，肝穿刺活检的操作可做到万无一失。

肝穿刺的适应证和禁忌证分别是什么，
肝穿刺需要注意哪些事项

肝穿刺虽然安全性较高，但毕竟是有创检查，因此，必须进行严格评估。肝穿刺的适应证：① 慢性肝病患者的炎症和纤维化分期诊断，是抗病毒治疗的重要依据和疗效评价指标。② 肝肿大和黄疸的原因不明，肝组织学可以提供诊断依据。③ 肝脏肿瘤来源不明，需要确定原发性或继发性，肝细胞或胆管细胞来源。

肝穿刺的禁忌证：儿童、年老及昏迷不能配合的患者、有出血倾向、高度肝外阻塞性黄疸、肝脏明显肿大、肝周围化脓性感染、肝淤血、大量腹水、肝血管瘤、肝囊肿，以及有腹膜或腹腔内急性感染的患者，不宜进行肝穿刺检查。

肝穿刺术前准备：为了安全起见，术前 1～2 天，患者需要进行常规肝脏生化检查、凝血功能检测、血常规、血小板检测、胸部 X 线和腹部超声检查。术前 1 天，要用超声定位穿刺点，并了解周围有无较大血管或肿大的胆囊。术前 1 天和手术当天，要肌肉注射维生素 K_1 防止出血。

术前，医生会向患者说明配合穿刺的注意事项，练习呼吸以及消除患者的恐惧和紧张。患者术前半小时测血压、脉搏，排空小便。肝穿刺后需要严密观察血压、脉搏等，要绝对卧床 24 小时。卧床 24 小时后患者可起床进行室内活动。

肝穿刺活检后患者可能会出现局部疼痛，包括活检部位的不适、放射至右肩的疼痛和短暂的上腹痛。这些都属于正常情况，可以适当进行镇痛治疗。只有极少数的患者在穿刺活检后会出现有临床意义的出血，出血可在腹腔内、胸腔内或者肝脏内；发生肝脏胆汁外漏或者穿透胆囊可以引起胆汁性腹膜炎。但是，大多数并发症都发生在活检后 3 小时内。

慢性肝病患者需要定期复查哪些项目

一般来说，慢性肝病病程较长，缠绵难愈，因此，长期随访非常重要。不论有无症状，肝功能是否正常，均应定期随访复查。如果病情稳定，一般 3～6 个月应常规检查一次。复查内容包括：

（1）肝炎病毒标志物，即乙肝两对半、乙肝病毒脱氧核糖核酸（HBV-DNA）。

（2）肿瘤指标：甲胎蛋白是肝脏细胞损伤和再生的重要指标，甲胎蛋白异质体、异常凝血酶原是肝细胞癌较为特异的指标，癌胚抗原及糖类抗原 19-9 对于胆管细胞癌的诊断特异性较高。

（3）腹部 B 超：定期检查 B 超，可以了解肝脏的质地，早期发现早期肝癌，必要时进一步上腹部 CT 或 MRI 检查以排除占位性病变。

（4）肝纤维化指标：透明质酸、层粘连蛋白、Ⅲ型前胶原、Ⅳ型胶原等有助于肝纤维化及肝硬化的诊断及疗效评估。

（5）胃镜检查：肝硬化患者应进行 X 线吞钡或胃镜检查，了解是否出现食管胃底静脉曲张。

（6）血脂：对于脂肪肝及代谢综合征患者有重要意义。

（7）其他：肝硬化后期应关注凝血功能的变化，服用替比夫定的患者应定期检查心肌酶谱，服用替诺福韦、阿德福韦酯的患者应密切监测血钙、血磷。

什么是腹腔穿刺术，做腹腔穿刺术有什么意义

腹膜腔穿刺术，简称"腹穿"，是一项有创检查和治疗手段。适用于如下患者：① 腹水原因不明，或疑有内出血者；② 大量腹水引起难以忍受的呼吸困难及腹胀者；③ 需腹腔内注药或腹水浓缩再输入者。腹腔穿刺术的临床目的主要包括如下几个方面。

（1）明确腹水的性质，找出病原，协助诊断。

（2）适量抽出腹水，以减轻患者腹腔内的压力，缓解腹胀、胸闷、气急，呼吸困难等症状；减少静脉回流阻力，改善血液循环。

（3）向腹膜腔内注入药物。

（4）注入一定量的空气（人工气腹）以增加腹压，使膈肌上升，间接压迫两肺，减小肺活动损伤，促进肺空洞的愈合，在肺结核空洞大出血时，人工气腹可作为一项止血措施。

（5）施行腹水浓缩回输术。

（6）诊断性（如腹部创伤时）或治疗性（如重症急性胰腺炎时）腹腔灌洗。

检查胆囊的方法有哪些

胆囊疾病如果有炎症改变，尤其是急性胆囊炎、化脓性胆囊炎、胆囊穿孔等要行血常规检查，可以检查感染的程度。如果胆囊疾病诱发胆管结石、胆管炎、胰腺炎，要行肝功能、血尿淀粉酶的检测。如果怀疑胆囊肿瘤，要行肿瘤标志物的检测，如癌胚抗原（CEA）、糖类抗原CA19-9等。

在上述化验检查的基础上，判断胆囊功能和病变情

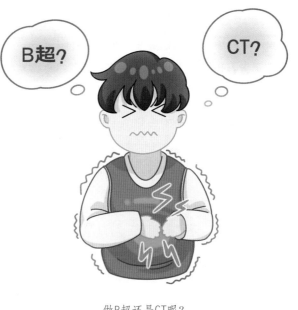

做B超还是CT呢？

况还需要结合相关的影像学检查，主要有 B 超、CT、MRI。肝胆 B 超具有经济实惠又快速、准确的特点，其在诊断胆囊结石、息肉、胆囊炎上准确率高于 CT 和 MRI。B 超可以立体、多角度、动态地检查胆囊，可以准确判断胆囊结石、息肉大小和范围、胆囊壁厚度、胆管是否增粗、胆囊的收缩功能，是外科首选的检查方式。

如果怀疑胆囊占位性疾病，或与周围组织关系不明确，或胆囊解剖异常，或同时合并一些胆道的疾病，比如怀疑有胆管结石、胆道扩张等，需要进一步通过增强 CT 或 MRI 来检查。但一般来说胆囊的常见疾病用 B 超检查就足够了。

如何评估胆囊功能是否良好

检查胆囊功能的方法有很多，比如口服胆囊造影法、静脉胆囊造影法、胆管核素扫描法，但是这些方法具有一定的放射性，操作复杂，变异较大，准确性较差，目前在临床上已经较少应用。目前最常用于胆囊功能检测的方法是 B 超。在空腹状态下，B 超可以测定胆囊的长、宽、高，计算胆囊容积；在进食高脂类食物后半小时左右再测量胆囊容积，可进一步动态反映胆囊的收缩功能。

胆囊收缩率 = 胆囊空腹容积−最大收缩容积 / 胆囊空腹容积。

良好：胆囊收缩率为 80% 以上。

减弱：胆囊收缩率为 60%～79%。

明显减弱：胆囊收缩率为 40%～59%。

差：胆囊收缩率 40% 以下。

B 超检查胆囊收缩功能，具有简单、经济而且准确的特点，是诊断胆囊疾病以及进行疗效评估的重要辅助检查，目前在临床上广泛应用。

检查肝病应该选择CT与MRI，还是正电子发射断层显像（PET-CT）

　　CT 和 MRI 都是临床医生常用的影像诊断技术。CT 是 X 线计算机体层扫描的简称。MRI 是利用原子核在磁场内所产生的信号经重建成像的一种技术。这两项检查技术都可以显示肝脏的形态学改变，多数肝脏疾病和肿瘤在 CT、MRI 表现上均有特征，能反映肝脏的改变。

　　CT 具有扫描速度快的特点，对实性的组织比较敏感，如骨、肿瘤等，CT 有一定的电离辐射。对于影像学表现不典型，CT 无法明确性质的肝脏占位性病变，需要进行增强磁共振扫描。

　　MRI 有以下优点：① 无电离辐射。② 多参数和任意层面成像，根据解剖部位，可以得到轴位、冠状位、矢状面和任意层面的斜位图像。③ 对软组织比较敏感，便于观察软组织。MRI 也有一些难以避免的缺点：① 有金属植入物或异物（心脏起搏器、血管夹、义眼、人工关节、义齿等）禁忌做此项检测。因为在强磁场中，异物可能出现移位、程序紊乱以及膨胀变形等，会引发严重的后果。② 检查时间较长，有幽闭恐惧症的患者不建议做 MRI。③ 妊娠三个月之内的孕妇谨慎选择。为了提高影像的对比度，在正式检测前会静脉使用特别的药物，也就是造影剂。

　　肝脏的 MRI 检查在显示肝内血管结构，肝内叶、段以及与周围器官的关系上，利用其多方位成像的优点，较其他影像学更为直观和准确。因此，在临床中 MRI 更受临床医生的青睐。

　　正电子发射断层显像（PET-CT）是一种全身肿瘤扫描的检查，它的优点是对于肿瘤患者能够系统全面地评估肿瘤播散的范围，缺点是价格较为昂贵，目前属于自费检查项目，检查也具有一定的放射性。PET-CT 主要适用于肝癌手术切除、肝移植的术前评估，以及肝内胆管癌、转移性肝癌等患者。检查的目的是全面评估肿瘤负荷，指导后续的治疗方案及预后预测。不过需要说明的是，对于原发性肝癌的定性诊断，PET-CT 的敏感性并不如肝脏增强磁共振检查，临床上不推荐作为确诊肝癌的首选检查。

磁共振胰胆管造影是什么检查，
什么是普美显核磁共振

磁共振胰胆管造影（MRCP）是一种特殊的磁共振检查，可清晰显示胆管系统的形态结构，主要用于胆道系统疾病的诊断。不需要注射造影剂，对梗阻性黄疸患者有助于判断梗阻的部位、范围及病理性质，其敏感性为91%～100%。

普美显是磁共振造影剂，是一种钆剂造影剂，也是一种特异性造影剂，一些肝内占位在肝胆特异期会呈现明显的低信号，主要是用来对肝脏早期肿瘤的发现，以及对肝脏肿瘤进行良、恶性的定性，它的过敏反应的发生率比碘造影剂要低，但仍然有极少数人对普美显过敏，轻度过敏反应主要出现恶心、面色潮红、轻微荨麻疹等；中度过敏反应一般有呼吸困难、血压下降、喉头水肿等；重度过敏反应可能会导致休克。

对于部分早期小肝癌患者，或者影像学表现不典型的肝癌患者，还可以选择肝细胞特异造影剂普美显进行增强 MRI 扫描，能够提高临床诊断的正确率。

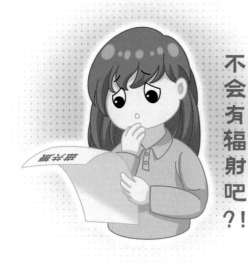

不会有辐射吧？！

做磁共振有什么过敏反应？

病毒为患

什么是乙肝"大三阳"和"小三阳"

为什么慢性乙肝长期携带，什么是乙肝"三部曲"

慢性乙肝患者可以吃膏方润养吗

为什么说丙肝是"沉默的杀手"

体检发现戊肝抗体阳性表明是戊肝吗

……

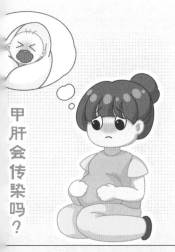

甲肝会传染吗？

乙肝病毒不简单，吃吃停停危害大

患者情况：陈某，女，47 岁，公司职员。

诊疗经过：患者平时身体健康。2021 年 8 月单位体检发现乳腺结节，为进一步诊治前往妇产科医院详细检查了乳房 B 超和钼靶。B 超提示左乳 9 点处有形态不规则、内部回声不均匀的低回声肿块（大小 3 cm×3 cm×2 cm），建议活检。活检报告提示：恶性，建议手术。2021 年 10 月下旬，患者接受了左乳腺癌改良根治术，肿块 3 cm 大小，术后病理提示：淋巴管和腋下淋巴结有转移，需要化疗和放疗。化疗前常规检查发现乙肝病毒阳性，服用恩替卡韦 1 个月后，乙肝病毒载量低于 500 IU/mL。2021 年 11 月到 2022 年 5 月，总共化疗 6 次，期间复查乙肝病毒定量，均是阴性，患者认为乙肝已经治好，停用恩替卡韦。接下来，接受了 12 次的免疫治疗（曲妥珠单抗＋帕妥珠单抗），以及 15 次放疗。2023 年 10 月，患者复诊发现肝功能异常，谷丙转氨酶只有 50 μ/L，服用保肝 2 周后，再次复查肝功能：谷丙转氨酶 808 μ/L，谷草转氨酶 689 μ/L，谷氨

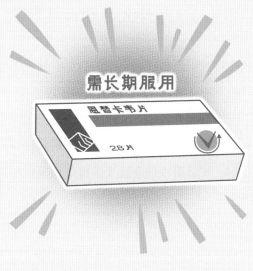

需长期服用

恩替卡韦片

28片

服药的注意事项

酰转肽酶 243 μ/L，总胆红素 130 μmol/L，凝血酶原时间 21 秒。患者没有食欲，皮肤瘙痒，小便颜色很黄，因此前往肝病专科诊治。医生复查了乙肝相关的指标后，诊断为慢性乙肝急性发作，乙肝病毒载量大于 10^8 IU/mL。原来，她的肝功能异常是由于乙肝病毒引起的。乙肝病毒复制活跃，导致肝细胞大量坏死，肝细胞破裂后，细胞内的大量物质都进入血液，所以谷丙转氨酶和谷草转氨酶、总胆红素都明显升高。肝脏受伤很严重，凝血因子也不足，凝血功能已经发生轻度障碍。患者住院治疗两个月后，肝功能恢复正常，病情康复出院了，主治医生反复叮嘱她：恩替卡韦这个药不能停，需要长期服用，定期来医院随访肝功能和乙肝病毒定量及肿瘤指标。

什么是病毒性肝炎，会传染吗

病毒性肝炎是指一些特别的病毒引起的感染性疾病，这些病毒专门攻击肝脏细胞。常见的病毒有甲型肝炎病毒（HAV）、乙型肝炎病毒（HBV）、丙型肝炎病毒（HCV）、丁型肝炎病毒（HDV）、戊型病毒性肝炎（HEV），这些病毒都是嗜肝病毒。肝炎的临床表现差异性很大，由于体质差异以及多种因素，包括无症状和亚临床型（隐形感染）、自限性的急性无黄疸型和黄疸型肝炎。少数慢性肝炎可发展为重症肝炎、肝衰竭。

有些患者体检发现谷丙转氨酶升高，非常紧张，认为是患了病毒性肝炎，其实，谷丙转氨酶升高只是提示肝细胞损伤。除了肝炎病毒以外，酒精、药物毒物、代谢紊乱、免疫性肝病等都可以出现谷丙转氨酶升高。因此，见到谷丙转氨酶升高不必惊慌，要找专业的医生，进一步仔细检查以明确原因。

人们往往"谈肝色变"，认为肝炎都是有传染性的，其实，这种认识是非常片面的。肝炎泛指肝细胞损伤，从而出现肝功能异常，谷丙转氨酶和谷草转氨酶升高，然而导致肝细胞损害的原因很多，包括各种嗜肝病毒（如甲、乙、丙、丁、戊型肝炎病毒）、药物、毒物、酒精、自身免疫性疾病、遗传代谢性肝病、肝脓肿、阿米巴原虫等。其中，嗜肝病毒导致的肝损害具有传染性，甲肝和戊肝为粪口传播的病毒，乙肝和丙肝、丁肝为血液传播的肝病，其他各种肝损害均无传染性。认清肝炎，树立正确的疾病观，有利于科学预防和治疗。

什么是暴发型肝炎，"胆酶分离"是什么意思

急性重型肝炎，俗称暴发型肝炎。起病急，病情重，临床表现为急性肝衰竭的一系列症状，包括嗜睡、烦躁不安、神志不清、昏迷等症状，以及极度乏力、黄疸迅速加深，肝生化检查异常、凝血酶原时间延长等等。病死率很高，大多10～14天死亡。尽早接受肝移植手术有希望挽救生命。术后发现肝脏体积显著缩小，显微镜下观察肝小叶内几乎所有的细胞都坏死消失，可以看到大量的炎症细胞和吞噬细胞。无明显的肝细胞再生现象，因此，暴发型肝炎非常凶险，预后很差。

急性肝炎患者随着病情逐渐加重，肝细胞大量坏死，出现总胆红素进行性上升，表现为皮肤黄染持续加深，伴有瘙痒，尿色棕黄，白陶土样大便等，但转氨酶的变化趋势却是相反，逐渐下降。因此，转氨酶下降与总胆红素上升的现象，被称为胆酶分离，表明病情加重，有转为重症肝炎的可能。

引起急性甲肝和急性戊肝的病因有哪些

人类感染甲肝、戊肝病毒后，病毒首先在消化道中增殖，在短暂的病毒血症中，

病毒又可继续在血液白细胞中增殖，然后进入肝脏，在肝细胞内大量繁殖。于起病前1～2星期，病毒由肝细胞排向毛细胆管，再通过胆管进入肠腔，从大便排出。因此，在甲肝、戊肝潜伏期和黄疸出现前数日是病毒的排泄高峰。处在这个时期的患者是无症状的亚临床感染者，也是最危险的传染源。他们的粪便、尿液、呕吐物中的肝炎病毒如果没有经过很好的消毒处理，很容易污染周围环境、食物和水源。另外，患者的手和带有病毒的蚊蝇都会污染食物、饮水和用具。一旦易感者吃了被污染的食物或饮水，或生食粪便浇灌过的蔬菜、水果等均可患病，严重者会引起暴发流行。1988年上海地区暴发的肝炎就是由于食用了甲肝病毒污染的毛蚶。

急性肝炎会有哪些临床表现

急性肝炎是一类疾病的统称，虽然病因不同，但其临床特点、治疗方法以及预后结局有很多共同的特征。① 肝功能呈现明显的急性损伤，ALT升高10倍以上即大于400 U/L，通常可达到1 000～2 000 U/L，可伴有黄疸出现。② 肝组织均有不同程度的坏死，无纤维结缔组织增生。③ 病情发展多可顺利恢复。④ 急性期均需要休息并积极保肝治疗。

急性肝炎感染后的早期症状：患者近期出现低热、全身疲乏无力、食欲减退，伴有恶心、呕吐、厌油腻、肝区不适及尿黄等症状，休息后不见好转。大致的分类症状如下。

1. 急性黄疸型肝炎

黄疸前期：多缓慢起病，发热轻或多无发热常出现关节痛、皮疹。常见症状有乏力、食欲减退、厌油腻、恶心、呕吐，有时腹痛、腹泻。本期平均持续5～7天。

黄疸期：发热消退，自觉症状稍减轻，巩膜及皮肤出现黄疸，数日至3周内达到高峰。尿色深黄可出现一过性粪便变浅。肝区痛、肝大、质较软，有压痛和叩痛。本期持续2～6天。

恢复期：患者的黄疸逐渐减轻、消退，大便颜色恢复正常，皮肤瘙痒消失，食欲好转，体力恢复，消化道症状减轻，黄疸消退，肝功能恢复正常。本期一般为 1～2 个月。

2. 急性无黄疸型肝炎

此型较多见，症状较轻，全身乏力、食欲减退、恶心、腹胀等症状。体征多见肝大、质较软，有压痛和叩痛。此型肝炎症状轻常被忽视诊断。病程 2～3 个月。有时病情的轻重不同，症状或体征的轻重也有所不同。

3. 急性重症型肝炎

急性重症型肝炎又称暴发型肝炎。临床特征为急性起病，10 天内出现意识障碍、出血、黄疸及肝脏缩小。病程不超过 3 周。暴发型肝炎发病早期的临床表现与急性黄疸型肝炎相似，但病情进展迅速，故出现下列症状进，应考虑重型的诊断。

① 明显的全身中毒症状，随着黄疸进行性加深，患者极度乏力，精神萎靡、嗜睡或失眠、性格改变、精神异常、计算力及定向力障碍、扑翼样震颤、意识障碍。
② 严重消化道症状，食欲明显减退，甚至厌食、频繁恶心、呕吐、高度腹胀鼓肠。
③ 黄疸进行性加重，数日内血清总胆红素升高达 171 μmol/L 以上，而血清丙氨酸转氨酶下降甚至正常，出现"胆酶分离"现象。亦有少数患者，病情进展迅速，黄疸尚不明显便出现意识障碍。

如何避免急性肝炎病毒

为防止肝炎病毒的入侵，应尽量避免食用生的小海鲜（如毛蚶、银蚶等贝壳类、醉虾、醉螃蟹），不食不洁食物，便后饭前要洗手，牙刷毛巾剃须刀等个人物品不要公用。家庭中有肝炎患者的应采取防范措施，切断传播途径。发现周围有急性肝病患者与其公用的物品要进行消毒，碗筷可以用水煮沸 30 分钟，患者的衣物、床单等用消毒液清洗，不能水洗的衣物选择太阳底下晒或紫外线或臭氧消毒。

正常人群可注射甲肝、乙肝疫苗，产生保护性抗体；接触甲肝、戊肝患者的人群可注射人血丙种球蛋白；有意外暴露或接触乙肝患者血液不慎刺伤时除即刻对伤口进行消毒处理外，还可以注射乙肝疫苗和乙肝免疫球蛋白联合运用预防乙肝的发生，当然此法还能运用在孩子出生的 0、1、6 月以有效阻断母婴传播。但戊肝和丙肝目前尚无疫苗可以注射，增加自身的抵抗力，定期参加体育锻炼不失为预防急性病毒性肝炎的一个措施，正如《素问·刺法论》指出："正气存内，邪不可干，避其毒气"。

甲型病毒性肝炎有哪些特征

甲肝病毒对于肝细胞并没有直接损伤。肝脏的损害主要是通过免疫反应，特别是 T 淋巴细胞对感染病毒的细胞的攻击作用，最终导致肝细胞死亡，细胞中的物质如谷丙转氨酶、谷草转氨酶、胆红素等等进入血液，表现为肝功能异常。

（1）诊断：主要依据甲肝抗体。甲肝抗体分为两种，抗 HAV-IgM 和抗 HAV-IgG，其中抗 HAV-IgM 是甲肝早期诊断的重要指标，一般在甲肝发病初期即可检测出来，发病 2 周达到高峰，3～4 月大部分消失；抗 HAV-IgG 是甲肝恢复期的诊断指标，一般在感染后 3～12 周出现，6 个月达到高峰，可在体内长期存在，甚至终身。

（2）传染源：甲肝患者是主要的传染源。一般来说，在患者潜伏期的后期及症状明显的最初一周是甲肝的传染期。黄疸出现以后粪便排病毒明显减少，2～3 周后一般不再能够检测到病毒。另外，隐性感染的患者也是传染源。甲肝的潜伏期通常是 2～6 周，平均 28～30 天。

（3）传播：甲肝通过粪-口传播，可以通过食物、饮水和人与人密切接触而传播。我国沿海地区往往由于生食或半生食被污染的水产品而造成流行。此外，水源污染也会造成甲肝流行。一般情况下，妊娠期妇女得了甲肝不会出现母婴传播，也不会增加产科并发症和婴儿畸形的发生率。

（4）病程：急性期一般持续 2～3 周，大多数患者 2～3 月可以痊愈。少数患者合并黄疸，病程较长，可达 4 个月以上才能完全恢复。若患者既往有乙肝或肝硬化病史，得甲肝以后往往会导致病情加重，甚至出现腹水和肝衰竭。

（5）治疗：甲肝是一种自限性疾病，不需要特殊的治疗，也没有特效的抗甲肝病毒药物。中医认为，甲肝属于温病范畴，以清热利湿为主要治法，可选用茵陈蒿汤、甘露消毒丹等加减，可有效改善症状，缩短病程。

（6）预后：甲肝预后良好，少数病例的恢复时间比较长，但是最终都会痊愈，不会变为慢性感染。甲肝的病死率很低，一般为0.01%～0.1%。1988年，在上海甲肝流行期间，总死亡率为0.008%。

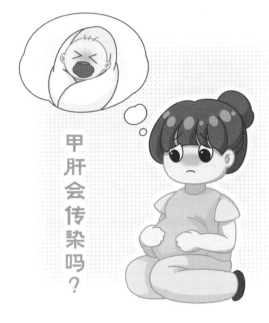

甲肝孕妇的烦恼

（7）预防：预防甲肝可以打疫苗。2007年第十届全国人大第五次会议已将甲型肝炎（甲肝）、流行性脑脊髓膜炎（流脑）等15种传染病纳入国家计划免疫。健康人可以在当地的社区医院接种甲型肝炎减毒活疫苗或灭活疫苗。疫苗对人体可以起到很好的保护作用，尤其是对一些高危人群如医务人员、餐饮行业人员、慢性肝病患者都，建议接种甲型肝炎疫苗。当身边有急性甲肝患者时，快速进行甲肝疫苗补种，也可以有效阻断甲肝的传播。

乙型病毒性肝炎有哪些特征

（1）传染源：主要是急性和慢性乙肝患者以及慢性HBV携带者。无症状的乙肝携带者比较隐匿，很多时候患者自己都不了解，常常在体检或术前检测中发现。慢性乙肝患者长期携带HBV，且反复发作，其血液和体液是重要的传染源。

（2）传播途径：主要是经血液或注射途径传播，凡含有 HBV 的血液或体液（包括渗出液、创伤分泌液、羊水、含血液的唾液等）直接进入或通过破损的皮肤黏膜而侵入体内，造成传播。主要方式：① 输血传播。近年来，献血前对乙肝表面抗原（HBsAg）的筛选，可以排除绝大多数有感染的血液，但是仍有少数 HBV-DNA 阳性、HBsAg 阴性、HBc 阳性的血液可以引起乙肝感染。② 医源性传播。通过注射、手术、采血、拔牙、胃肠镜、支气管镜、微创手术、预防接种、针灸、文身等均可传播乙肝病毒。③ 母婴传播。我国慢性 HBsAg 携带者中，至少有 1/3～1/2 是母婴传播造成的。分娩时，婴儿很容易吞入含乙肝病毒的血液、羊水或分泌物，以及因密切接触而传播。④ 性接触传播。夫妻之间传播的概率很低，男性同性恋、性工作者和多个性伴侣者的乙肝感染率高。⑤ 生活密切接触。一般接触不会传播乙肝，但是经常密切接触的风险增加。比如家庭成员公用牙刷、剃须刀、指甲钳等被微量血液沾染都有可能引起乙肝传播。尿液、鼻液和汗液传播的可能性很小。⑥ 经口传播。破损的口腔黏膜容易造成乙肝传播。⑦ 吸血昆虫。蚊子、臭虫等均为吸血昆虫，有人说他们为乙肝传播提供了便利条件，但是在自然和实验条件下均未证实。

（3）基因型：乙肝病毒主要有 8 个基因型，分别为 A → H。世界各地分布差异很大，我国乙肝患者以 B、C 型为主。研究报道，C 型患者病变活跃，HBeAg 血清转换延迟，发生肝硬化和肝癌的风险较高。对于干扰素的治疗效果，基因 A 型的患者优于 C 型和 D 型患者。

什么是乙肝"大三阳"和"小三阳"

乙肝两对半检查是指：① 乙肝表面抗原（HBsAg）；② 乙肝表面抗体（抗-HBs）；③ 乙肝 e 抗原（HBeAg）；④ 乙肝 e 抗体（抗-HBe）；⑤ 乙肝核心抗体（抗-HBc）。临床上常用乙肝五项的不同组合来判断感染的现状和转归。

乙肝五项第 135 项阳性，其余两项阴性，俗称乙肝"大三阳"。既往的观点认为是急、慢性乙肝的活动期，传染性相对较强；乙肝五项第 145 项阳性，其余两项阴性，俗称乙肝"小三阳"。说明是急、慢性乙肝的稳定期，传染性相对较弱。

随着检验技术的提升和抗病毒治疗理念的深入，"大三阳"和"小三阳"的说法已经淘汰，临床中越来越多的医师认为，HBV-DNA 的载量能真正反映体内病毒的复制情况。

乙肝抗病毒治疗的药物有哪些；
为什么核苷类抗病毒药需要长期服用，不能停药

主要有两大类。① 干扰素。干扰素具有抗病毒和免疫调节双重作用。干扰素包括普通干扰素与长效干扰素，干扰素抗乙肝病毒的治疗不会出现耐药性，但不良反应的发生率较高，常见的有流感样症状（发热、寒战、头痛、乏力、食欲减退、脱发），中性粒细胞计数减少、血小板计数减少，甲状腺功能紊乱，自身免疫性疾病，精神抑郁等。② 核苷类似物。此类药均为口服药，服用方便。包括拉米夫定、阿德福韦酯、恩替卡韦、替比夫定、替诺福韦、丙酚替诺福韦、艾米替诺福韦。作用机制是抑制 HBV 聚合酶（逆转录酶），但不能清除肝细胞内的共价闭合环状 DNA（cccDNA），它是乙肝病毒合成的模板，含有乙肝病毒 DNA 序列上的全部遗传信息。它隐藏的很深，一直稳定地存在于肝细胞的细胞核内。正是由于 cccDNA 的长期潜伏，导致乙肝长期慢性感染。因此需要长期服用。如果停用核苷类药，乙肝病毒会大量复制，最终导致病情复发。只有彻底清除细胞核内的 cccDNA，才能根治乙肝。

随着核苷类抗病毒药的不断上市，抗病毒的理念持续深入人心，同时也伴发了很多停药事件，很多肝损害乃至于肝衰竭都是由此引发，这是由于不了解核苷类药的作用原理而导致的。核苷类药物并非直接杀灭乙肝病毒，它主要是通过"偷梁换柱"竞争性的抑制来阻断乙肝病毒的合成，它只能把病毒抑制到最低浓度，却不能将其"赶尽杀绝"，乙肝病毒的复制母版即 cccDNA 存在于细胞核中，核苷类药对它无能为力。

如果看到肝功能正常、血清 HBV-DNA 阴性就认为乙肝已经治好了，自行停药其后果是可怕的，因为停药标志着推倒了第一张多米诺骨牌，乙肝病毒大量复制开始了，随之而来的就是乙肝复发，甚至重症肝炎暴发。可见，乙肝治疗需要"长治"才能"久安"，切忌自行停药。

病毒变异指什么，乙肝病毒耐药指什么，一旦发生耐药怎么办

病毒存在的时间其实较人类的历史更久远。病毒在进化的漫长过程中，在保持自身特点的基础上，为了能更好地适应环境，谋求种的延续，病毒的遗传物质也在不断地改变。因此，发生了病毒的变异。病毒在大量的复制过程中可能会发生细微的差错，如果这个差错继续传代下去就变成了变异株。

有些患者长期服用乙肝抗病毒药，过一段时间复查 HBV-DNA，忽然发现再次升高是由于病毒出现了耐药。影响耐药的因素包括病毒、药物和患者三个方面。病毒方面：病毒的复制量和变异株。药物方面：包括药物的抗病毒程度、化学结构、药代动力学和基因屏障。不同的核苷类药物发生耐药的基因屏障不同。拉米夫定最主要的变异是 YMDD（蛋氨酸被缬氨酸或异亮氨酸置换），变异株对拉米夫定的敏感性降低一千倍。服用拉米夫定的患者 5 年的变异率高达 70%。阿德福韦酯 5 年的耐药率约 25%。恩替卡韦、替诺福韦耐药的发生率非常低。患者方面：机体的免疫状态、是否规范服药、有无停药等。

一旦发生耐药情况，表明抗病毒药无法做到抑制病毒复制，接下来会出现乙肝复发的情况。首先是出现乙肝病毒载量升高，称为病毒学突破。随着病毒载量增多，激活机体免疫系统，出现肝细胞损伤，患者进一步会出现肝功能异常，总胆红素升高，严重者出现肝衰竭，甚至死亡。因此，如果在服用乙肝抗病毒药，建议定期复查肝功能和 HBV-DNA，如果发现病毒学突破，建议尽早换用无交叉耐药性的药物。

为什么慢性乙肝长期携带，什么是乙肝"三部曲"

慢性乙肝长期携带病毒是病毒和患者共同作用的结果。在乙肝的自然病程中，不同时期免疫应答是不同的。免疫耐受期，病毒的长驱直入，免疫功能无力还击，只能姑息，养虎为患。随着年龄的增加，人体的免疫功能趋于完善，已经有能力做到"驱邪外出"，这个时期就是免疫激活期，此时为部分免疫应答的出现，引起肝损伤导致活动性肝炎，可以表现为肝功能异常和病毒载量的降低。但是此期的免疫应答不完全，所以病毒不能被清除。如果免疫功能和病毒复制达到一个动态平衡，则表现为肝炎的活动性降低和病毒载量的相应减少，最终导致慢性乙肝患者长期携带病毒。

从乙肝到肝硬化，再到肝癌，即所谓的乙肝"三部曲"。那么乙肝一定会转成肝癌吗？我国绝大多数原发性肝癌患者既往都有慢性乙肝的基础疾病。然而，并非所有的乙肝患者都要经历这样的病程变化。如果对慢性乙肝进行有效的抗病毒治疗，结合

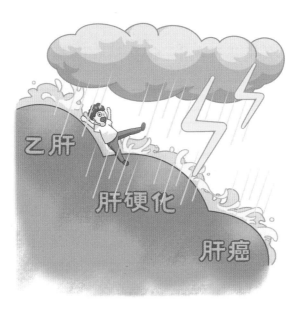

乙肝会转成肝癌吗？

健康的生活方式，可有效阻断疾病的进展和肝纤维化的持续加重，提高生活质量，避免肝癌的发生。因此，不必因乙肝而过分担忧，积极面对，正规治疗，定期随访，可以有效控制病情，阻断肝癌。

为什么婴幼儿乙肝携带者HBV病毒载量很高

乙肝病毒不直接损害肝细胞，而是通过引发一系列的免疫应答，体内的淋巴细胞被激活，释放大量的炎症因子，精准打击感染乙肝病毒的肝细胞，导致肝细胞死亡。婴幼儿时期，由于免疫系统发育不成熟，稚嫩的免疫功能对于入侵体内的乙肝病毒束手无策，只能任由病毒疯狂复制，因此，婴幼儿患者的特点往往是病毒载量很高，肝功能正常，这种情况医学上有个特殊的名词，叫免疫耐受。这个时期没有免疫应答，也没有肝脏损伤。

什么是急性乙肝，什么是隐匿性乙肝，什么是低病毒血症

急性乙肝主要经母婴传播、血液或注射途径，以及性传播。临床中，我国绝大多数乙肝患者为慢性乙肝或者携带者的急性发作，而真正的急性乙肝患者非常少。在我国儿童中急性乙肝多见，在西方国家急性乙肝多见于输血、性传播或注射毒品感染。急性乙肝的潜伏期为 1～6 个月（平均 60 天），前驱症状多不明显，主要依靠乙肝两对半诊断。绝大多数急性乙肝为自限性，能自愈，无须特殊治疗。经过一般对症和辅助药物治疗，90% 以上的急性乙肝即可恢复，常规不需抗病毒治疗。但有 5%~10% 的急性乙肝患者转为慢性乙肝，部分由于机体免疫功能低下，乙肝病毒在体内持续存在，肝脏病变较长时间不能恢复，需密切观察乙肝病毒的清除情况，必要时给予抗病

毒治疗，防止发展成为慢性肝炎。

区分急性乙肝和慢性乙肝主要依据病程长短来判断，以 6 个月为限。此外，抗HBc–IgM 是乙肝病毒感染的重要指标，阳性提示急性感染或慢性感染急性发作。

临床中，有极少数患者属于隐匿性乙肝。在罹患急性肝炎后数年至 10 年后，HBsAg 阴转，乙肝核心抗体（抗–HBc）阳性，应用高灵敏的 PCR 技术从血清、肝组织等可以检测到 HBV–DNA，表明病毒未彻底清除，仍有残余。需要注意的是，虽然HBsAg 阴性，但仍可通过输血或器官捐献传播 HBV。另外，当患者应用免疫抑制剂或化疗时，很容易激活病毒，隐匿状态时可能进展为肝细胞肝癌。因此，对于隐匿性乙肝，应该给予积极的抗病毒治疗，不仅能有效控制病情，还能改善预后。

HBV–DNA 持续或间歇大于检测下限但低于 2 000 IU/mL，这种情况被称为低病毒血症（LLV）。研究表明，慢性乙肝患者血清中可检测到的低水平 HBV–DNA 与肝纤维化进展显著相关。LLV 的乙肝肝硬化患者，5 年内发生肝癌的风险为 23.4%。因此，2022 年《扩大慢性乙型肝炎抗病毒治疗的专家意见》指出：对于抗病毒治疗 1年以上但仍存在 LLV 的 CHB 患者，应立即调整治疗方案，建议换用或加用强效低耐药核苷类似物（恩替卡韦、替诺福韦酯或丙酚替诺福韦）治疗，或者联合聚乙二醇化干扰素治疗，尽早实现患者的获益。

什么是乙肝相关性肾炎，会有哪些临床表现

乙肝相关性肾炎，顾名思义，是一种由乙型肝炎病毒（HBV）诱发的肾小球肾炎。该病主要由 HBV 感染引起，HBV 抗原抗体复合物沉积于肾小球引起免疫损伤，或 HBV 直接感染肾脏细胞，导致肾小球肾炎。临床表现包括 3 方面：① 肾脏表现：蛋白尿、血尿、水肿、高血压等，部分患者可能表现为肾病综合征或肾炎综合征。② 肝脏表现：大多数患者无肝炎病史和临床表现，但部分患者可有肝脏增大或肝功能异常。③ 起病多隐匿，部分患者在查尿时才发现肾脏损害。

乙肝相关性肾炎的治疗应兼顾肝和肾。对于 HBV 复制活跃的患者，应积极进行抗病毒治疗，以抑制病毒复制。对于合并蛋白尿、水肿等症状的患者，给予相应的对症处理。对于部分严重病例，酌情使用免疫抑制剂。另外，也可选择中药治疗。一些中药在调节机体免疫功能、抑制 HBV 增殖方面有一定疗效，但需在医生指导下使用。

年轻女性如果患有乙肝，备孕时需要注意什么

有人说得了乙肝就不能生宝宝，这个观点是错误的，只要科学备孕，注意防护，乙肝孕妇仍然可以拥有健康的宝宝。① 如果已经在接受治疗，服用替诺福韦或者丙酚替诺福韦的乙肝孕妇，可以继续服用药物，如果在服用其他核苷类抗病毒药或者注射干扰素，建议提前 6 个月换成替诺福韦。② 如果是首次诊断为乙肝孕妇，可以服用替诺福韦抗病毒治疗。怀孕期间建议每三个月复查一次乙肝两对半、乙肝病毒载量、肝功能。

什么是乙肝保护性抗体

感染乙肝病毒后，血中首先出现乙肝表面抗原（HBsAg）。HBsAg 是乙肝病毒的外壳蛋白，是乙肝感染的标志。HBsAg 阳性，表明体内乙肝病毒处于复制状态。慢性乙肝患者可长期阳性。待 HBsAg 消失后，会出现 HBsAb（s 抗体），随着免疫状态的不同，产生的快慢有差异，HBsAb 具有中和 s 抗原的作用，因此，它被称为乙肝保护性抗体，表明曾经感染过 HBV，目前已经痊愈，机体具有对乙肝病毒的免疫力。此外，注射乙肝疫苗后也会刺激机体产生 HBsAb。通常认为，s 抗体的数量和抵抗力呈正相关，抗体滴度越高保护效果越好，因此，看到化验单里红色的 HBsAb 不用惊慌，单纯 S 抗体升高不需要治疗。

如果家里有乙肝患者，其他家庭成员需要如何防护

（1）避免生活过度接触。提高预防意识，不共用牙刷、剃须刀、指甲钳，以避免不必要的微量血液所致的感染。

（2）乙肝患者专用餐具。专用餐具单独使用，单独消毒。

（3）婚前检查，凡一方携带乙肝病毒，另一方未感染过乙肝，应尽早注射乙肝疫苗。这是最有效的阻断方法，目前常用的是重组疫苗，安全有效。

（4）如果孕妇为乙肝携带者，传给婴儿的机会比较高，建议行剖宫产，出生24小时内注射乙肝疫苗及乙肝免疫球蛋白，能有效阻断母婴传播。乙肝经血液传播，正常的接触都属安全的，不必要过度恐慌。

什么是乙肝的主动免疫和被动免疫

（1）主动免疫：主要指注射乙肝疫苗。2002年，我国已经将乙肝疫苗纳入免费的计划免疫。无论是城市，还是农村，新生儿免疫率都非常高，新生儿表面抗原阳性率由原来的10%下降到低于1%。新生儿期进行乙肝疫苗免疫是为了从根本上阻断母婴围生期乙肝传播以及以后的水平传播。最大限度地减少婴幼儿童 HBsAg 携带率，发挥疫苗最大的社会效益和经济效益。① 新生儿接种。新生儿接种非常重要，如果一旦被感染，80%～90%将成为无症状的 HBsAg 携带者。对于 HBsAg 阴性母亲的宝宝，出生后24小时内和1个月、6个月接种乙肝疫苗（即0、1、6方案）。对于 HBsAg 阳性（俗称乙肝携带）母亲的宝宝应在前述0、1、6方案的基础上，另一侧注射乙肝免疫球蛋白（HBIg）100 U 阻断母婴传播，推荐肌内注射，上臂三角肌是最佳部位，臀部脂肪垫较厚，不建议做臀部注射。② 其他高危人群的预防。除新生儿外，尚未接种疫苗的婴幼儿是必须免疫的，因为他们的免疫系统尚未发育成熟，即所谓"正气不足"，如果感染乙肝病毒，很容易长期携带。此外，高危人群还包括静脉

吸毒者、性工作者、男性同性恋者、HBsAg 携带者的家庭成员、医护人员、接触血液的实验室人员、血液病患者、肾透析患者、幼教老师、新入伍军人、餐饮人员等。

（2）被动免疫：主要是指注射高效价的乙肝免疫球蛋白（HBIg）。主要适用于以下几种情况。① 医务人员或实验室人员：偶然被含 HBsAg（特别是 HBeAg 阳性）的血液、分泌物或排泄物所感染，例如护士给乙肝患者打针的时候不慎被针头刺破皮肤，又恰巧 HBsAb 是阴性的，那么此时需要在 24 小时内紧急注射 HBIg。② 偶然输入 HBsAg 阳性的血液或血制品。③ 与 HBsAg、HBeAg 阳性者有密切的性接触者。④ 肝移植患者 HBIg 与核苷类抗病毒药联合使用。

哪些人群需要接种乙肝疫苗，乙肝疫苗的保护作用能持续多久

目前，乙肝疫苗已经纳入计划免疫管理，主要用于阻断母婴传播和新生儿预防。其次，需要接种的人群包括学龄前儿童、HBsAg 阳性者的家人及其他从事感染乙肝危险职业的人，如密切接触血液的人员、医护人员、血液透析患者等。

（1）新生儿：父亲或母亲有一方是 HBsAg 阳性的新生儿在出生 24 小时内应联合接种乙肝疫苗（出生后 0 月、1 月、6 月后共注射 3 次）和乙肝免疫球蛋白。

（2）学龄前儿童：建议检查乙肝两对半，如 HBsAg 及抗-HBs 均阴性，可注射疫苗。

（3）成年人：由于成年人中大多数已接触过乙肝病毒，易感者均为少数人，因此，接种前应先检测 HBsAg 及抗-HBs，二者均阴性时再进行接种乙肝疫苗，可采取 0、1、6 个月各注射 10 μg 的方案。

有的人接种乙肝疫苗，但是不产生抗体，该怎么办？根据疫苗的种类不同，防护期有所差异。血源疫苗可保护 15 年以上，基本上终生受益。重组乙肝疫苗保护期稍短，建议定期复查乙肝两对半，如果 HBsAb<10，可以加强免疫。

大多数人注射乙肝疫苗免疫系统会产生足够的 s 抗体，保护免受乙肝病毒的感染。但是，仍然有少数人无法产生抗体，这与免疫系统的反应性有关。① 免疫功能低下：如有慢性病或者使用免疫抑制药物。② 免疫系统不敏感，抗体数量不足。那么应该怎么办呢？建议可以再接种 1 剂 60 μg 或者 3 剂 20 μg 的乙型肝炎疫苗，并于接种后检测 HBsAb，如果无应答，可以再注射 1 剂重组酵母乙型肝炎病毒。

慢性乙肝患者可以吃膏方调养吗

慢性乙肝一般分为病情活动期和稳定期。前者多见肝功能异常，可伴明显临床症状，此时应以中药辨证施治为主进行治疗，但不适合使用膏方。对于经过治疗肝功能稳定 2 年以上的患者，临床无不适主诉，或伴有乏力、肝区不适、纳差、睡眠不好等症状者，王育群教授根据自己多年临床实践认为，在相对稳定期，运用传统膏方对慢性乙型肝炎患者进行调治往往能够起到事半功倍的效果。根据乙癸同源、肝病日久而肝肾两虚、精血不足的病因病机，除了以补益肝肾、疏肝健脾为膏方的基本调治大法外，同时还应根据乙肝患者多有因病程缠绵而见瘀阻脉络，或因余邪未除而兼有湿热内蕴之症者，酌加活血化瘀、清热利湿之品。补益肝肾可选枸杞子、生地黄、熟地黄、何首乌、桑寄生、川断、怀牛膝、菟丝子、玉竹、仙鹤草、酸枣仁、金樱子、补骨脂、炙鳖甲、杜仲、菊花、桑葚、潼蒺藜、淫羊藿、冬虫夏草等中药。疏

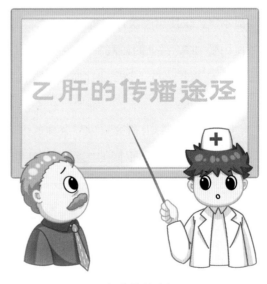

乙肝的传播途径

肝健脾可选用柴胡、郁金、白术、白芍、淮山药、山茱萸、莲子、扁豆衣、补骨脂等中药。兼肝脉瘀组者可酌加丹参、甲片、赤芍药、青黛等中药。同时，适量加用清热解毒之品，如垂盆草、鸡骨草、白花蛇舌草等以标本兼治，起到调整人体免疫功能、改善微循环，抑制胶原纤维增生，促进肝脏修复与肝细胞再生的作用，并有延年益寿的功效。

丙型病毒性肝炎有哪些特征，丙肝可以治愈吗

（1）诊断：丙肝的血清学指标有抗 HCV 和 HCV-RNA，抗 HCV 只能作为丙肝病毒感染的指标，无法判断感染的时间和阶段，HCV-RNA 是丙肝早期诊断和疗效评价的重要指标。

（2）易感人群：由于输血和血制品是丙肝病毒感染的主要来源，因此，与输血或血制品相关的人群都容易感染丙肝。① 静脉注射毒品者的感染率高达 60%，与共用注射器相互感染有关。② 血液透析和肾移植患者。主要原因是反复多次输血，消毒隔离不严，未使用一次性透析器和导管导致交叉感染。③ 血液病患者。感染与输血和使用受 HCV 污染的血液制品有关。④ 同性恋、性乱或卖淫者。HCV 可以通过性传播。⑤ 医护人员。与职业性血液暴露有关。⑥ 母婴传播。孕妇是丙肝患者，婴儿的感染概率很大。

（3）基因型：有研究对世界各地的丙肝病毒株进行全序列基因分析，发现存在着明显差异。有六种不同的主要基因型和 50 余种亚型。基因型按照发现的次序先后，用阿拉伯数字 1，2，3……表示，基因亚型用英文字母 a，b，c……以下角方式表示。我国常见 HCV 1_b 和 2_a 基因型，其中以 1_b 型为主，6 型主要见于我国香港和澳门地区。

（4）潜伏期：感染丙肝病毒后，潜伏期一般是 21～84 天（平均为 50 天）。HCV感染后 1～2 周内血液中即可检出丙肝病毒。50 天左右可以出现肝功能异常，谷丙

转氨酶升高，说明肝脏已经出现损害。丙肝患者大多属慢性感染，急性丙肝的报道很少。

（5）预防：目前，尚无有效的丙型肝炎疫苗。预防丙肝主要有以下措施：① 高危人群筛查，包括育龄期备孕妇女、吸毒人员、献血人员。② 医务人员加强消毒隔离，尤其是血液透析室、胃镜、肠镜、口腔科等有可能因皮肤黏膜破导致传播。③ 多个性伴侣者应定期检测，建议 HCV 感染者使用安全套，对青少年进行正确的性教育。④ 预防母婴传播。

与乙肝不同，丙肝自愈的概率很小。急性丙型肝炎中仅有 15% 的患者在短期内病毒被彻底清除，达到痊愈。大约 85% 的患者在感染丙肝病毒 6 个月后，谷丙转氨酶长期持续或反复波动，逐渐发展成为慢性丙肝患者。

如果诊断为丙肝，应该积极进行抗病毒治疗。治疗的目标是清除丙肝病毒，获得治愈，逆转肝纤维化，阻止进展为肝硬化、失代偿期肝硬化、肝衰竭或肝癌。目前主要选用直接抗病毒药物（DAAs）药物进行抗病毒治疗，治愈率约为 95%，治疗周期因病情不同稍有差异。由于丙肝病毒是单链 RNA，因此，有效的抗病毒治疗后可以做到彻底清除病毒，病情不会复发。

丙肝肝硬化失代偿期患者可以接受抗病毒治疗吗

失代偿期肝硬化患者，如果没有危及生命的严重并发症，应该抗病毒治疗，但是药物选择需要慎重。建议前往有丰富治疗经验的专科医院治疗。由于蛋白酶抑制剂在严重肝损伤患者中的不良反应发生率很高，因此失代偿期肝硬化患者，不推荐使用 NS3/4A 蛋白酶抑制剂的方案。同时注意在治疗过程需要严密监测，如果发生严重肝功能异常（谷丙转氨酶 10 倍升高，伴有乏力、恶心呕吐、黄疸等）应停止治疗。

为什么说丙肝是"沉默的杀手"

慢性肝炎是丙型肝炎的突出表现，很多患者携带病毒多年，老年后体检才发现已经肝硬化。回顾性和前瞻性的研究表明，慢性丙肝患者多数很少或无明显临床表现，出现的症状一般多为非特异性、轻度、间歇性症状，常见乏力、纳差等。另外，如果合并艾滋病、脂肪肝、血吸虫感染，服用肝毒性药物等都会促进疾病的进展。肝脏的损伤持续进行，与之伴随的是肝脏纤维化增生，多年以后才出现明显的临床表现，往往已经变为肝硬化。一旦发展为肝硬化，肝癌的年发生率为 2%～4%。

丙肝患者能饮酒吗

慢性丙肝感染的患者如果合并嗜酒，肝脏的病变常常较为严重，会加速发展成肝硬化，形成肝癌的概率也较高。研究发现，感染丙肝病毒的患者每日饮酒量与丙肝病毒复制水平呈正相关，乙醇可以促进丙肝病毒的复制，导致更严重的肝脏病变。一方面，乙醇与丙肝病毒在肝细胞内相互作用，可能影响机体的免疫应答；另一方面，经常饮酒会导致肝脏的含铁量增加，肝脏铁的含量在肝脏损伤中起着重要作用，也可增加病毒的复制。因此，对于 HCV 感染者，劝告戒酒非常重要。

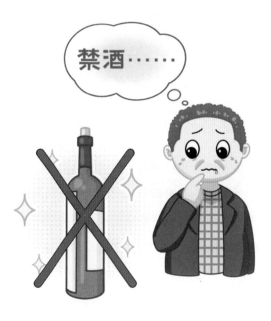

禁酒……

丙肝患者可以喝酒吗？

丁型病毒性肝炎是怎么传播的

丁型病毒性肝炎（简称丁肝）是由丁型肝炎病毒（HDV）所引起的肝炎。丁肝常常与乙肝协同或重叠感染，可使病情加重。HDV 的传播方式与乙肝相似，通过血液制品、性接触、母婴传播、密切接触等传播。高危人群是静脉注射毒品者。

戊型病毒性肝炎有哪些特征

（1）潜伏期：戊肝潜伏期为 10～60 天，平均 40 天。

（2）发病率：2021 年《国际肝病杂志》发表一篇论文，报道全球 HEV 既往感染人数占总人口的三分之一。我国普通人群抗-HEV 流行率为 23.46%，即平均每 4 个人就有 1 人感染过 HEV。近年来，戊肝的发病率呈上升趋势，2004 年为 1.27/10 万，2019 年上升到 2.02/10 万。2012 年以来我国戊肝病例数已连续 10 年超过甲肝病例数。

（3）诊断：根据 2022 版《戊型肝炎防治共识》，符合以下条件，可以诊断为戊型肝炎。① 原因不明的肝功能异常（ALT 升高）和（或）有肝炎临床症状的患者，应检测抗 HEV-IgM 和抗 HEV-IgG，对服用免疫抑制剂的患者，还应检测 HEV-RNA 或抗原。② 原有慢性肝病患者出现原因不明的 ALT 异常或肝炎症状加重时，需检测抗 HEV-IgM 和抗 HEV-IgG，以明确是否合并 HEV 感染。③ 近期 ALT 异常，且血清抗 HEV-IgM 和抗 HEV-IgG 同时阳性，可诊断为急性 HEV 感染。④ 使用免疫抑制药物的患者如出现肝功能异常，且血清和（或）粪便 HEV-RNA 持续阳性 3 个月以上，可诊断为慢性戊型肝炎。

（4）传播：消化道传播是戊肝病毒（HEV）最常见的传播途径。由感染 HEV 动物内脏或肉制品引起的食源性传播；由刀具、案板等厨具生熟不分导致动物脏器内的 HEV 污染蔬菜水果等引起的食源性传播；由粪便污染生活用水而造成的水源污染。HEV 主要经口感染，由肠道经血流进入肝脏，并在肝脏内大量复制，然后由胆汁排至肠道，再随粪便排出体外，污染环境而引起新的传播。戊肝感染有明显的季节性，雨季或洪水后容易出现戊肝流行。

（5）治疗：目前无特效的抗病毒药物治疗戊肝。急性期治疗包括支持和对症治疗。肝衰竭患者可以用人工肝治疗，早期患者应卧床休息，加强营养，主要是护肝和对症治疗为主。老年戊肝患者易重症，恢复时间比较长。

（6）预后：一般来说，对于免疫功能正常的人群感染戊肝后，可以自愈，但是对于免疫低下的人群，病毒很难彻底清除，往往有变成慢性肝炎的风险。肝移植、肾移植、小肠抑制等受者，以及艾滋病患者和接受化疗、造血干细胞移植或免疫抑制剂治疗的血液肿瘤患者，感染 HEV 病毒后通常无法依靠自身免疫短期内清除体内的 HEV，易发展为慢性戊肝患者。风险高达 64.6%。部分慢性戊肝患者在 2～3 年内可进展为肝硬化。

（7）预防：主要策略是加强食品卫生和个人卫生，防止水源被粪便污染。另外，也可选用戊肝疫苗。

体检发现戊肝抗体阳性表明是戊肝吗

血清学指标有抗 HEV-IgM、抗 HEV-IgG 和 HEV-RNA。其中，HEV-RNA 是早期诊断指标，抗 HEV-IgM 提示戊肝急性感染，一般在戊肝病毒感染后 2 周出现，3 周达到高峰，后期逐渐消失，血清中抗 HEV-IgG 可长期阳性，提示既往感染，不代表现症感染。

戊肝是不是很可怕，戊肝病毒
对孕妇和胎儿有哪些危害

感染戊肝病毒后，大部分人无临床症状或仅有轻微的消化道不适，一般不引起重视。这些人群属于戊肝亚临床型，往往在体检时发现戊肝抗体 IgG 阳性，不知不觉中戊肝已经痊愈。大约六分之一的戊肝患者会出现明显的临床症状，发病急，常常有上呼吸道症状，如发热、畏寒、鼻塞、头痛等，并伴有全身乏力，接下来会出现很多消化道症状，如食欲不振、恶心、呕吐、腹胀、肝区胀痛、厌油、腹泻等，小便颜色逐渐加深，大便颜色变浅，皮肤和巩膜逐渐变黄。持续 2～4 周。孕妇、乙肝携带者、老年人感染 HEV 后，常常容易发生重症肝炎，高黄疸，凝血功能异常，病情恢复慢，病死率高。

有症状孕妇（如黄疸、肝功能异常）的 HEV 感染率（约 49.6%）远高于无症状孕妇的 HEV 感染率（约 3.5%）。孕妇感染 HEV 后的重症肝炎风险及致死风险均高于非孕妇，妊娠中期、晚期孕妇感染 HEV 的病死率可高达 20%。孕妇感染 HEV 传播给胎儿的发生率大约 36.9%。妊娠期感染 HEV 会发生流产、早产、死胎、死产及胎儿宫内窘迫窒息，胎儿和新生儿的病死率分别为 33% 和 8%。因此，对于孕期感染 HEV 的患者应给予足够的关注和对症支持治疗。

蜘蛛痣、肝掌、肝臭是怎么回事

为什么说肝纤维化是可逆的

肝硬化有特效药吗

肝硬化患者可以高蛋白饮食，吃保健品吗

为什么肝衰竭的患者会有皮肤瘀斑瘀点

……

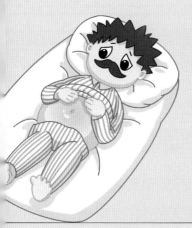

冰山一角浮水面，多年肝疾被发现

患者情况：朱某，女，75岁，退休。

诊疗经过：患者平时身体尚可，也很少去医院体检，平时饮食清淡，偶尔头疼发热就自己随便买点药服用。七月中旬的一个周末，全家人给老人过寿。老人这天非常开心，尤其对法式烤羊排赞不绝口，多吃了几块。第二天，老人弯着腰，捂着肚子来到医院。"医生啊，我肚子痛，痛的一宿没睡，怎么回事啊？帮忙配点止痛药吧！"急诊医生搀扶着老人躺在检查床上，然后给其轻柔的查体。老人肚子软软的，但是当手移动到右侧腹部时，老人苍白的脸上突然皱起了眉头，惊叫了一声，并快速推开了医生的手。医生当即诊断为急腹症，急性胆囊炎。接下来安排化验和检查，血常规，肝功能，腹部B超……越来越多的证据都指向胆囊炎，但是，B超报告上的一行字赫然醒目：肝脏体积缩小，各叶比例失调，边缘波浪状，肝内回声增粗增强，肝内血管紊乱，门静脉增宽。急诊医生百思不得其解，这些都是肝硬化的典型表现！看来绝对不只是胆囊炎这么简单的小病！需要去肝病科进一步深入检查，一探究竟。因此，经过解痉止痛、消炎利胆的对症治疗后，老人来到肝科治疗。经过诊治，确诊是

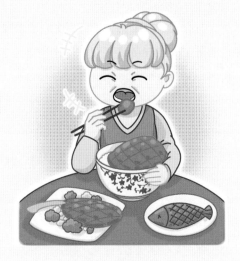

正在大吃大喝的老人

乙肝肝硬化，乙肝病毒高达 5 次方！老人开始了正规的乙肝肝硬化双抗治疗，即抗乙肝病毒治疗和抗纤维化治疗。半年后，老人的乙肝病毒定量检测已经低于 500，肝纤维化指标也明显下降。老人的气色越来越好，人也渐渐的胖了。

肝纤维化和肝硬化的原因是什么

　　慢性的持续的疾病才会引起明显的肝纤维化。肝纤维化并非一朝一夕，往往需要几年的时间才能形成。肝纤维化和肝硬化的病因种类繁多，不同的国家之间也有差异。发达国家以酒精性肝病和丙型肝炎、代谢综合征为主要病因，发展中国家以病毒性肝炎为主。我国肝硬化的主要原因以慢性乙肝为主。随着生活水平的提高和生活方式的改变，酒精和脂肪肝引起的肝硬化逐年上升。同时，由于检验水平和诊断技术的进步，自身免疫性肝炎、原发性胆汁性胆管炎、遗传代谢性肝病（如肝豆状核变性和血色病等）所引起的肝硬化也逐渐增多。因此，当体检发现肝纤维化，需要进一步寻找病因，针对性治疗，阻断纤维化的进展。

肝硬化有哪些症状，肝硬化如何分期

　　肝硬化往往起病缓慢，症状隐匿。在肝硬化初期，患者的症状多不典型，部分患者有面色晦暗或黝黑、乏力、食欲不振、体重减轻、腹胀、皮肤瘙痒（原发性胆汁性胆管炎多见）。随着病情进展，肝硬化的症状逐渐明显，主要包括肝功能衰竭和门静脉高压症两个方面。① 肝功能衰竭方面：白蛋白降低，胆碱酯酶降低，凝血酶原时间延长，总胆红素升高等。② 门静脉高压症方面：肝掌、蜘蛛痣，双下肢浮肿、食管胃底静脉曲张及其破裂出血、肝性脑病、大量腹水、自发性腹膜炎、肝肾综合征等。

根据是否发生肝功能衰竭和门静脉高压症，肝硬化患者分为代偿期肝硬化和失代偿期肝硬化。① 代偿期肝硬化，也称为早期肝硬化，一般属于 Child-Pugh A 级。症状比较轻，如轻度乏力、食欲减退或右胁隐痛，没有明显的黄疸、腹水、出血等症状。② 失代偿期肝硬化，指中晚期肝硬化，一般属于 Child-Pugh B、C 级。患者病情较为严重，出现明显的黄疸、腹水或胸水、神志不清、呕血、黑便等症状。

肝硬化分期的目的在于评估病情，尤其是合并肝癌时，各种诊断和治疗措施，如外科手术、介入、靶向、免疫治疗等风险评估，判断预后。

蜘蛛痣、肝掌、肝臭是怎么回事

蜘蛛痣是肝硬化患者常见的一种临床体征，是皮肤黏膜上的小动脉扩张的结果。好发于躯干以上部位，尤以颈部、前胸部、上肢为多见，大小不一，以中央的痣体为中心，周围毛细血管呈放射状，形似蜘蛛的足，按压痣体后毛细血管消失不见，放开后毛细血管再次充盈。肝病时由于雌激素在肝脏代谢发生障碍，致使体内雌激素水平升高而引起蜘蛛痣。

肝掌是指手掌大鱼际、小鱼际以及手指掌面、手指基部，颜色呈粉红色或胭脂样斑点，仔细观察可见许多扩张成片的小动脉。肝掌的生成与蜘蛛痣类似，与肝功能减退而致体内雌激素过多、肝脏灭活作用降低密切相关。一般情况下，肝掌会随着肝功能的好转而减轻。

患者呼气时，或观察患者尿液时，若嗅到一种烂苹果和臭鸡蛋的混合气味或为鱼腥样带有芳香甜味的臭气，即为肝臭。肝臭是严重肝病患者，特别是肝性脑病的患者，在肝功能衰竭时所特有的一种临床特征。其成因是过多的蛋氨酸经消化和细菌作用后，除释放氨以外，还可生成二甲基硫化物与甲基硫醇，后两者在体内潴留，并通过呼吸或排尿散发出的一种特殊气味。

为什么肝硬化患者容易合并糖尿病

这是由于肝细胞数量减少及门体分流使肝细胞胰岛素受体减少，且其生理效应降低，肝脏对葡萄糖的摄取减少，同时有关糖代谢的酶类活性降低，共同导致葡萄糖的利用明显降低。因此，肝硬化患者会出现糖耐量减低、高血糖、轻度糖尿、高胰岛素血症等，这些被称为肝源性糖尿病。肝源性糖尿病与原发性糖尿病不易区别。病情相对比较轻，发生酮症和酸中毒比较少见。

为什么慢性肝病患者的脸色很难看

肝病面容表现为面部皮肤色泽晦暗，脸色青黑没有光泽，弹性差，皮肤干燥、粗糙，多见于慢性肝炎和肝硬化患者。出现肝病面容的主要原因是患者内分泌紊乱，色素代谢障碍，导致色素在皮肤沉积。肝硬化患者常常合并肾上腺皮质功能减退，也会加重皮肤色素的沉积。中医认为，肝在五行中属木，对应的五色为青色，面色发青提示肝脏发生病变，与西医的肝病面容不谋而合，临床中如果发现脸色发黑，最好到医院检查一次肝功能和腹部 B 超，以查明是否发生肝病。

什么是肝硬度检测

瞬时肝弹力成像图（Fibroscan）最早是法国学者研制的一种利用超声回波原理测量肝脏弹性的技术，可以快速、直接、定量、无创的通过测定肝脏弹性来评估肝脏纤维化程度。目前这项技术已在临床广泛应用。它能比较准确的判断轻度纤维化和重度纤维化，然而检测结果受肝脏炎症坏死影响较大，需要结合其他检查结果综合判断。因此，这项技术尚不能完全代替肝活检。

如何预防肝硬化

（1）积极治疗原发病。肝炎后肝硬化可以因为病毒感染、酒精性肝病、脂肪肝、药物性肝炎等各种肝病发展而来。乙、丙型病毒性肝炎主要经血液或注射途径传播，也可以由遗传得来，因此必须养成良好的生活习惯，牙刷、毛巾、剃须刀等个人物品不要公用。家庭中有肝炎患者的应采取防范措施，切断传播途径。对于明确诊断的乙、丙型病毒性肝炎患者，符合抗病毒要求的应及早进行抗病毒治疗。酒精性肝病患者应该严格戒酒，脂肪肝要加强身体锻炼，控制体重的同时还要尽量少吃油腻煎炸的食物。而药物性肝炎患者应尽早停用引起肝功能损伤的药物，并采取相应的保肝治疗措施。目前服用中药导致的药物性肝损伤呈现升高趋势，易引起肝损害的常见中药有何首乌、土三七、苦杏仁、木薯、广豆根、北豆根、艾叶、毛冬青、姜黄、白鲜皮、苍耳子、大枫子、黄丹、川楝子、鱼苦胆、千里光、天花粉、麦冬、黄药子及治疗牛皮癣的中药等，应该引起高度的重视。还应避免各种有害的物理因子刺激，减少 X 线和放射性物质对肝脏的照射，减少和及早治疗各种感染，尽量避免各种创伤和手术。

（2）提高自身免疫力。正常人群可注射乙肝疫苗，产生保护性抗体；有意外暴露或接触乙肝患者血液的刺伤时除可对伤口进行消毒处理外，并注射乙肝疫苗和乙肝免疫球蛋白联合运用预防乙肝的发生。此方法还能运用在孩子出生的 0、1、6 月以有效阻断母婴传播。但丙肝和戊肝目前尚无疫苗可以注射。已有肝病的患者，要定期随访，及时调整治疗方案，肝功能稳定期要参加体育锻炼可以增加自身的抵抗力，此外保证充足的睡眠也相当重要，因为睡眠不足容易产生疲劳，而疲劳可以降低自身抵抗力，导致肝病复发和加重。而高质量的睡眠有助于恢复和调整各器官的生理功能，保障肝脏供血充足，达到护肝的目的。平时还应做到饮食有节，不暴饮暴食，不嗜食滋腻厚味，并且随季节的变化及时增减衣被，防止外邪的入侵。

为什么说肝纤维化是可逆的

肝脏在遭到各种致病源侵袭时，会引起肝脏损害与炎症反应，与此同时肝组织免疫系统被激活，参与组织的修复。这种组织修复过程正常则促进了肝细胞的修复，但过度及失控时肝组织内细胞外基质（ECM）过度增生与异常沉积，导致肝脏结构的改变和肝功能异常，这个病理过程轻者称为肝纤维化，重者使肝小叶结构改建，最终形成假小叶及结节，成为肝硬化。肝纤维化是多种原因所致慢性肝病发展为肝硬化及肝癌的中间阶段，不是一种疾病，而是一个病理过程，其病因及致病机制较为复杂。肝纤维化的形成原因牵涉多方面的因素，有研究表明肝纤维化是以胶原为主的细胞外基质（ECM）在肝内过度沉积为特征，过多ECM沉积的主要来源是肝星状细胞（HSC），HSC活化增殖导致肝细胞损伤向肝纤维化发展。如果在肝纤维化的早期阶段及时诊断和处理，阻断其病理进展，就可防止肝硬化的发生。所以说肝纤维化是可逆的。

为什么肝硬化患者会出现蛙腹，会吐血

肝硬化患者由于门静脉压力异常升高，同时肝脏合成白蛋白能力下降，腹腔内积存了大量积液，仰卧位时液体因重力作用下沉于腹腔两侧，致腹部外形宽而扁，形似蛙腹。此外，心力衰竭、缩窄性心包炎、腹膜癌转移、肾病综合征、结核性腹膜炎等也可出现腹部胀大的症状。

肝硬化后期，由于肝脏内部肝小叶形成，纤维大量增生，门静脉压力不断增高，最终导致食管胃底静脉曲张，这一并发症相当凶险。肝硬化患者中40%～60%存在食管胃底静脉曲张，曲张静脉一旦破裂出血，病死率非常高。当患者进食过冷过热食物，饮用具有刺激性的浓茶、咖啡、油腻、煎炸和产气食物，或暴饮暴食，或质韧坚硬食物，都可导致曲张静脉破裂出血，出血量大者表现为吐血，轻者表现为黑便。

肝硬化是不治之症吗

有的人患了肝硬化总是忧心忡忡，担心肝硬化发生恶变或发生腹水等症，认为肝硬化是不治之症。然而，肝硬化是一种慢性病，但我们只要认真对待它，积极治疗，注意营养，绝大多数的肝硬化患者是可以逆转或是带病延年的。

（1）肝脏细胞有强大的再生功能。肝细胞在受到缺血、病毒、酒精、药物及毒物等损伤时，大量肝细胞破裂，出现肝功能异常，如果及时去除病因或者为自限性疾病，结合一定的合理治疗，肝细胞可以再生，肝功能可以得到恢复。而如果造成肝损伤的病因不能及时去除或者肝细胞损伤坏死较重，则肝细胞的再生不能完全代偿，并可发生ECM的过度增生，发生肝纤维化甚至肝硬化。进展到肝硬化阶段，患者肝脏内部结构显著改变，纤维胶质包绕肝细胞形成假小叶，但假小叶中的肝细胞还是保留基本的合成和分泌、解毒功能。因此，肝硬化的患者并非是肝功能衰竭的患者。

（2）肝脏具有强大的代偿能力。人体有些器官如肾脏、心脏、大脑等的细胞一旦受损，就很难恢复，但肝脏不同，肝脏组织如果有一部分被切除，不久以后它还可以恢复原来的大小。有人做了一个有趣的实验，把老鼠的肝脏切除75%，原以为它活不了，但在3周后竟然发现老鼠的肝脏又恢复到原来的大小。人类的肝脏手术一般也只需要6个月的时间就能恢复。正是由于肝脏的强大代偿能力，当部分肝细胞被破

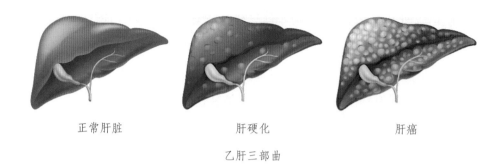

| 正常肝脏 | 肝硬化 | 肝癌 |

乙肝三部曲

坏的同时，剩余的正常细胞能通过代偿性增生、替代和补偿作用，以维持肝脏的正常活动及功能，呈现很强的代偿性。

（3）肝纤维化可以逆转。通过针对原发病去除致病因素，如抗乙肝、丙肝病毒治疗，抗血吸虫治疗，戒酒等；此外，针对肝纤维化本身的治疗，如通过抑制炎症或脂质过氧化，或者抑制肝星状细胞的增生活化，以及促进胶原降解等可以一定程度上逆转肝纤维化，减轻肝硬化程度，改善肝脏功能。

因此，对于肝硬化大可不必恐惧，只要正确认识疾病，积极治疗，对因治疗，辅以抗纤维化治疗，肝硬化并非不治之症。

肝硬化患者为何容易出现贫血

肝硬化患者合并贫血的情况非常普遍，原因比较复杂。① 造血原料储备不足。当发生肝硬化时，因营养不良和吸收障碍导致叶酸缺乏，同时叶酸转化为储备型四氢叶酸的功能减退，失代偿期对维生素 B_{12} 储备减少，均可导致大细胞性贫血。② 肝硬化患者容易出血。肝硬化后期合并脾功能亢进，门静脉压力增高，合并食管胃底静脉曲张的患者容易出现呕血、黑便、痔疮出血等消化道出血的症状，这些都会导致铁缺乏。多表现为小细胞低色素性贫血。③ 溶血。肝硬化后期，红细胞膜和红细胞脆性增加，容易出现溶血。

肝硬化有特效药吗

肝纤维化是各种慢性肝病最后走向肝硬化的"华山一条路"，肝纤维化／肝硬化的治疗关系到慢性肝病患者的预后和结局，临床需要格外重视。

① 基础治疗，首先是病因治疗。俗话说"对症下药"。只有去除或有效控制病因，才能最有效地延缓、阻断甚至逆转肝纤维化和肝硬化。对于乙肝、丙肝所致的肝硬化，积极的抗病毒治疗有助于减轻肝细胞损伤，减少纤维化增生，改善预后。对于失代偿期患者禁用干扰素，以防加重肝损害。对于活动性血吸虫感染者，给予有效的抗血吸虫治疗。对于酒精性肝硬化患者应立即戒酒。对于自身免疫性肝炎所致的肝硬化，如果肝功能反复异常，免疫球蛋白升高，应给予免疫抑制剂治疗；对于原发性胆汁性胆管炎，应该长期服用熊去氧胆酸治疗；肝豆状核变性所致肝硬化，应该给予 D-青霉胺治疗。② 抑制肝脏炎症和纤维增生。针对病因治疗抗肝纤维化疗效仍存在一定的局限性，并不能完全抑制炎症，而肝纤维化的机制一旦启动往往呈主动进展。因此，针对纤维组织增生与降解的抗肝纤维化治疗十分必要，是慢性肝病的重要治疗措施。有实验报道己酮可可碱可以抑制星状细胞激活，改善微循环。虽然抗纤维化西药的临床前研究已经比较深入，但是几乎没有一种能够经过大规模临床研究验证其有效性。③ 中医中药。中医学认为，肝纤维化和肝硬化的辨证多属于血瘀证范畴，因此，对于慢性肝病及早期肝硬化的治疗，多选用活血化瘀药物。上海市名中医王育群教授率先提出"瘀血贯穿肝病发展的始终"这一病机理论；此外，张玮教授总结出"活血化瘀九法"，在肝病的急性期、慢性期、肝硬化期等不同阶段，取得了良好的临床疗效。研究证实，抗纤维化有效的单味中药有丹参、黄芪、柴胡、桃仁、当归等，复方有复方鳖甲软肝片、扶正化瘀胶囊、大黄蛰虫丸、安络化纤丸等。

肝硬化本身是一个慢性累积的过程，因此它的治疗应该也是一个长期的、系统的经过，这个过程中需要患者定期随访，同时养成健康的生活方式，没有捷径，没有特效药。

心源性肝硬化患者在生活中应该注意什么

（1）注意大便情况：避免大便干结，保持大便通畅，预防腹压增高诱发食管静脉曲张破裂出血，同时还有利于肠道排毒，避免肝性脑病、腹腔感染等情况的发生。同时还要注意观察大便颜色，若大便呈柏油样，则应考虑出现上消化道出血的可能，及时就诊。

（2）注意行为改变：患者出现性格突然改变、睡眠颠倒、计算能力降低、记忆力减退等情况，应怀疑出现肝性脑病，及时就诊。

（3）注意观察尿量：如果尿量明显减少，应及时就诊，警惕腹水、胸水的发生。

（4）适时加减衣服：平时多注意天气变化，及时增减衣物，预防感冒，以防感染加重肝病进展。

（5）合理使用药物：避免应用肝毒性药物，以防发生肝衰竭。避免运用加重心脏负担的药物。

肝硬化患者可以运动和工作吗

肝炎后肝硬化代偿功能减退，并发腹水或感染时应绝对卧床休息。中医认为肝藏血，静卧时肝脏的血供增加，可以减轻炎症的损伤，有利于肝脏自身的修复。在代偿期如果病情稳定，可做些轻松工作或适当活动，进行有益的体育锻炼，如散步、做保健操、练八段锦、打太极拳等，不宜从事打球等高对抗运动，活动量以感觉不疲劳为度。

肝硬化代偿期患者可以适当工作或劳动，但应注意劳逸结合，以不感觉疲劳为度。要保持充足的睡眠和休息时间。适度参加体育锻炼，同时禁烟禁酒。肝硬化失代偿期患者应停止工作，但并不建议长期卧床，因为长期卧床可能导致全身肌肉萎缩，生活质量下降。

多吃糖可以补肝吗

肝炎患者每日补充一定量的葡萄糖，有利促进肝细胞的修复。但研究证实，过多的葡萄糖在体内可转变为磷酸丙糖，该物质在肝内合成低密度脂类物质，使血中甘油三脂等脂类物质增多，进而诱发心血管系统的器质性病变。再加上肝炎患者的活动量较少，补糖过量可致脂肪肝形成。肝硬化患者由于肝细胞遭到严重破坏，肝脏将单糖合成糖原贮存和将一部分单糖转化为脂肪的功能已降低，此时若长期大量的吃糖，可能会出现糖尿并发肝性糖尿病，不利于肝硬化的治疗。

因此，多吃糖往往起不到补肝的作用，还会引发新的麻烦，不建议这样做。

肝硬化患者可以高蛋白饮食，吃保健品吗

适量蛋白质可以提高血浆蛋白含量，防止或减少肝脏的脂肪浸润，还可以促进肝组织恢复和再生。但过量的蛋白质在体内产生过多的氨，肝脏不能将其转化为无毒物质排出，最终诱发肝性脑病，导致肝昏迷。因此，对于肝硬化后期患者，应反复向患者及其家属进行饮食宣教。饮食调理是预防肝性脑病的重要环节。最重要的是控制蛋白的摄入量。既往有肝病的人群建议日常饮食以米、面为主，限制蛋白质的摄入量，减轻肝脏负担，以植物性蛋白质为主，如黄豆、花生及豆制品等含植物性蛋白类食物。

肝硬化患者恢复期不宜过早服用保健品，因为很多物质要经过肝脏代谢，会加重肝脏的负担，引起肝功能异常，促使病情复发。进补必须征求医师的意见，一般来说灵芝和冬虫夏草有助于提高肝炎后肝硬化患者的免疫功能，对病情恢复有利。也可以按照不同体质选用不同的人参进行补养。也可选择膏方进补。

肝纤维化患者如何饮食调养

（1）合理摄入蛋白质。肝脏是蛋白质的合成场所，每天由肝脏合成白蛋白 11～14 克。当肝纤维化时，肝脏就不能很好地合成蛋白质，这时就需要合理安排蛋白质的摄入，一则保证足够的营养，一则又得防止过多摄入蛋白质加重肝脏负担。可以选择容易消化的优质蛋白如鱼、虾、精肉、鸭子、鸽子，每天保证吃点但要控制总体的摄入量。

（2）少量适宜脂肪。肝纤维化患者害怕吃脂肪，其实脂肪不宜严格禁止，可以少量摄入。但当合并胰腺功能不全、胆汁分泌减少、淋巴管或肝门充血等原因，出现脂肪痢，对脂肪吸收不良时，应控制脂肪摄入量。但如果患者没有上述症状时，并能适应食物中的脂肪，为了增加热量，脂肪不易严格禁止，可以少量食用。若为胆汁性肝硬化患者必须采用低脂肪、低胆固醇膳食。

（3）充足的碳水化合物。摄入充足的碳水化合物能使体内充分的贮备肝糖原，防止毒素对肝细胞损害，每天可吃淀粉类食物 250～350 g。

（4）适当补充锌、镁。肝纤维化的患者普遍血锌水平较低，尿锌排出量增加，肝细胞内含锌量也降低，适当食用瘦猪肉、牛肉、蛋类、鱼类、紫菜、海带等含锌量较多的食物，可以同时预防口腔溃疡的发生。同时多食用绿叶蔬菜、豌豆、乳制品和谷类等食物，防止镁离子的缺乏。

（5）补充维生素。增加体内维生素 C 浓度，可以保护肝细胞抵抗力及促进肝细胞再生。因为维生素 C 直接参与肝脏代谢，促进肝糖原形成。可以同时吃些粗粮（麦片、黑米、薯类等），但要煮软或熬粥吃，以保证维生素 B_1 的摄入。

肝硬化患者可以喝红酒，吃坚果吗

有人认为红酒的酒精含量较少，少喝一点可以帮助睡眠，这种观点是非常错误的，这是因为：① 无论是啤酒、红酒、黄酒、烈性酒，酒精对肝细胞有直接毒性作用。② 当饮酒时，血锌量会继续降低，造成锌摄入不足，同时可以直接损害肝脏，影响药物的药代动力学，导致其他药效降低。所以肝病患者必须戒酒。③ 酒能助火动血，并容易引起出血。

不建议肝硬化患者吃坚果，这是因为坚果大多质硬，富含油脂。肝硬化患者多伴有门静脉高压，食管胃底静脉曲张，坚果碎屑多有棱角，非常容易引起食管和胃底静脉破裂出血，这些是肝硬化患者的常见并发症和死亡原因之一。除坚果外，如碎骨、带刺类、质硬的水果都不建议肝硬化患者食用。此外，要注意保持大便通畅，如有便秘，可食用麻油、蜂蜜等，减少氨的积聚，防止肝昏迷；少食多餐，有利于肝脏休息，减轻肝脏负担。

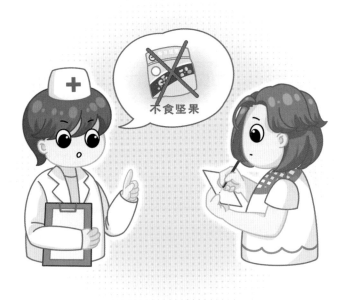

不吃坚果的肝硬化患者

肝硬化腹水患者如何限制水、盐的摄入量

出现腹水或水肿，就必须限制食盐的摄入量。水肿明显时，应每天限制在 1 g 以下，严重水肿患者要求无盐饮食。等尿蛋白量减少，水肿减轻后，食盐量可适当逐步增加，但也不应每日超过 5 g。低盐饮食的目的是减少人体体内水、钠的潴留，使水肿消退，血压下降。

可能有的患者会说盐放太少了，吃饭没有味道，其实只要改变吃法，低盐饮食也不会太难吃，比如可以每天将 1～2 g 盐（小号牙膏盖装满时约为 1 g）放在小碟里，不放在菜里，用菜蘸着吃。其他时候可以吃点甜食，这样 1 天的食盐摄入总量不变，但能尝到咸味，而且还可以刺激食欲。但要特别强调，不能吃咸菜、榨菜等腌制品，也不能吃紫菜、菠菜、油菜、芹菜、茴香、萝卜、金针菜等，因为这些食物的含钠量较高，多吃就等于多增加了食盐量。

肝硬化患者如何饮食调养

在肝炎后肝硬化肝功能出现异常的发作期，以低脂肪、适量蛋白、高维生素和易于消化饮食为宜。做到定时、定量、有节制。每天保证适量的豆制品、水果、新鲜蔬菜，适当进食糖类、鸡蛋、鱼类、瘦肉并忌烟酒；当肝功能显著减退，出现腹水并有肝昏迷先兆时，应对蛋白质摄入适当控制，提倡低盐饮食或忌盐饮食。食盐每日摄入量不超过 1～1.5 g，饮水量在 2 000 mL 内，严重腹水时，食盐摄入量应控制在 500 mg 以内，水摄入量在 1 000 mL 以内。出现肝昏迷前驱症状的患者，严格控制动物蛋白质的摄入，避免发生负氮平衡。即使使用降氨药物治疗后血氨下降至正常，也不能过快或过多地补充动物蛋白质。同时应忌辛辣刺激之品和坚硬生冷食物，不宜进食过热食物以防并发出血。尤其要忌食猪肥肉、鹅肉、竹笋等食品。因为猪肥肉是一种高脂肪食品，会增加肝炎及肝硬化者的肝脏负担，尤其是慢性肝炎和肝硬化湿热内

蕴之人，更应忌食；而竹笋难以消化，《随息居饮食谱》言："竹笋能发病，诸病后均忌之。"现代医学认为，竹笋中含较多的粗纤维，因此，严重肝病及肝硬化者，由于食管及胃底静脉曲张，大量的粗纤维对病情不利，有诱发胃部大出血的隐患。所以，凡肝病所致门静脉高压者不宜食用，如果出现肝昏迷则应该禁食。

不建议肝硬化患者吃过于辛辣刺激的食物，这是由于：肝硬化常常并发胃黏膜糜烂和溃疡病，肝硬化失代偿期患者往往有门静脉高压症，辛辣食物，会促使胃黏膜充血、蠕动增强，从而诱发上消化道出血，引起肛门灼痛和大便次数增多，加重痔疮，引起肛裂、便血。

肝硬化患者适合何种药膳调理

肝硬化属于慢性病，日常生活中，药食同源，日常生活中，对于肝硬化代偿期患者可以选择药膳调理，有助于病情恢复。

① 黑鱼赤豆汤：肝硬化恢复期还留有少量腹水的患者，可以食用黑鱼赤豆汤，将黑鱼除鳞、鳃及内脏，洗净，入锅，加入浸泡的赤小豆，加水足量，先用大火煮沸，烹入料酒，加葱花、姜末，改用小火煮 1.5 小时即可，具有利胆除湿、补脾利水的功效。② 归芪兔肉汤：适合肝硬化肝掌、蜘蛛痣明显的患者食用，将兔肉 500 g 洗净切块，当归、黄芪各 20 g 洗净切片，装入纱布袋中，扎紧袋口，同时放于砂锅中炖，具有补气益肾、活血化瘀的作用。③ 健脾消食茶：有腹胀厌食的患者，可以用陈皮、山楂、六曲各 12 g 煎水代茶，具有良好的健脾消食功效。

如果肝硬化患者出现腹水和胸水，可以选用以下药膳调理身体，注意摄入量及控制钠盐。

① 赤小豆鲤鱼汤：取鲤鱼 1 条（重约 500 g），赤小豆 50 g，茯苓 50 g，薏苡仁 30 g，白术 10 g，荷叶梗 10 g，甘草 6 g。鲤鱼去鳞、鳃，剖腹去内脏，洗净，滤干，切成薄片。赤小豆、薏苡仁除去杂质，洗净，倒入大砂锅内，加冷水浸没，约 30 分

钟。先用旺火将黑豆汤烧开，再改用小火煮 1 小时，倒入鲤鱼块，加入茯苓、白术、荷叶梗、甘草、黄酒 1 匙、生姜 3 片，继续慢炖 1 小时，至鱼、豆均酥烂时，离火即可。适用于：脾虚湿盛型的患者。② 黑豆麻鸭汤：麻鸭半只（重约 250 g），黑豆 250 g，茯苓 50 g，枸杞 15 g。麻鸭剖腹去内脏，洗净，滤干，切成小块状。一起倒入大砂锅内，先用旺火烧开半小时，后改小火并放入黄酒 1 匙、生姜 3 片，慢炖 1 小时，去渣取汤 200 mL。适用于脾肾阳虚型患者。

什么是心源性肝硬化

心源性肝硬化是因长期而严重的充血性心力衰竭或缩窄性心包炎引起的肝脏瘀血、坏死以及结缔组织增生所致，也成为淤血性肝硬化。常见的原因如下：① 结核性或化脓性心包炎导致缩窄性心包炎；② 肺源性心脏病；③ 左房室瓣关闭不全；④ 先天性心脏病。以上这些原因导致反复、持久的心力衰竭，下腔静脉和肝静脉高压，肝脏长期处于淤血状态，缺血缺氧，肝细胞变性坏死，肝脏发生纤维化，6 个月以上逐渐进展为肝硬化。早期由于瘀血严重，肝脏明显增大，质地较软。后期肝脏变硬，体积缩小，终末期也会出现腹水和食管胃底静脉曲张破裂出血等一系列并发症。

什么是门静脉高压症，日常如何进行饮食调养

门静脉高压症是指由门静脉系统压力升高所引起的一系列临床表现，是各种原因所致门静脉血循环障碍的临床综合表现，是一个临床病症，而不是一种单一的疾病，所有能造成门静脉血流障碍和（或）血流量增加，均能引起门静脉高压症。中国历代医家对其并无认识，但是在"鼓胀""积聚""血证"等章节中对门静脉高压的症状常有所涉及。

门静脉高压症多有肝硬化的病史，其主要的临床表现有侧支循环的建立和开放、脾肿大和脾功能亢进以及腹水等三大临床表现，其他尚有蜘蛛痣、肝掌和肝功能减退的表现。门静脉高压症主要的并发症有肝性脑病、上消化道出血等。

中医认为肝藏血，宜养肝血，避免劳累和过度活动，保证充分休息。因为静卧时肝脏的藏血量增加，可以减轻肝脏的损伤，有利于肝脏自身的修复。过度的劳累（包括体力劳动、脑力劳动及房劳等）会加重患者的病情，不利于疾病的康复。一旦出现头晕、心慌、出汗等症状应卧床休息，逐步增加活动量。同时避免一些引起腹内压增高的因素，如咳嗽、打喷嚏、用力大便、提举重物等，以免诱发曲张静脉破裂出血。注意用软牙刷刷牙，避免牙龈出血，防止外伤。

门静脉高压症的饮食必须养成规律进食习惯、少食多餐，忌暴饮暴食，饮食宜清淡，要少吃盐。肝功能损害较轻者，可酌情摄取优质高蛋白饮食；肝功能严重受损及分流术后患者，限制蛋白质的摄入，以免诱发肝性脑病；有腹水患者限制水和钠的摄入。少量多餐。进食一些五谷粗粮、瓜果蔬菜等，但食物宜去渣煮软，最好打碎，避免粗糙、干硬及刺激性食物刮到食管和胃底暴露的血管诱发大出血。莲藕、山药、莲子可养脾胃，经常食用有好处。

什么是肝肾综合征

肝肾综合征（HRS）是慢性肝病患者出现进展性肝衰竭和门静脉高压时，以肾功能不全、内源性血管活性物质异常和动脉循环血流动力学改变为特征的一组临床综合征。当然也可发生在急性肝衰竭的发病过程中。

肝肾综合征不等于慢性肾病，患者往往原先肾功能完全正常，出现氮质血症和少尿的进程较缓慢，可于数月、数周内出现肾衰竭，但也可于数日内迅速出现，表现为进行性和严重的少尿或无尿及氮质血症，并有低钠血症和低钾血症，严重无尿或少尿者亦可呈高钾血症，甚至可因高血钾而致心搏骤停发生猝死。肾衰竭继发于肝病加重，但偶尔也可同时出现，随着肾衰竭的出现，肝损害日益加重。针对肝病及其并发症的治疗、改善肝脏功能是肝肾综合征恢复的前提。

什么是腹水，腹水的分级和成因是什么，服用利尿剂应注意什么

任何病理状态下导致腹腔内液体量增加超过 200 mL 时，称为腹水。腹水是多种疾病的表现，根据引起腹水的原因可分为肝源性、癌性、心源性、血管源性、肾源性、营养不良性和结核性等。

临床上根据腹水的量可分为 1 级（少量）、2 级（中量）、3 级（大量）。

1 级腹水：腹水深度 <3 cm，只有通过超声检查才能发现的腹水，患者一般无腹胀的表现。

2 级腹水：腹水深度 3～10 cm，患者常有中度腹胀和对称性腹部隆起。

3 级腹水：腹水深度 >10 cm，患者腹胀明显，腹部膨隆甚至脐疝形成。

导致腹水产生的病因很多，比较常见的有心血管疾病、腹膜疾病、肾脏疾病、营养障碍、恶性肿瘤等，当然也包括肝脏疾病。腹水的诊断除影像学检查外，主要依据腹部叩诊。

根据腹水的性状特点通常分为漏出性和渗出性两大类。漏出性腹水多为肝源性、心源性、静脉阻塞性、肾源性、营养缺乏性、乳糜性等；渗出性腹水多为自发性细菌性腹膜炎，继发性腹膜炎（包括癌性腹水）、结核性腹膜炎、胰源性腹膜炎、胆汁性腹膜炎、乳糜性腹膜炎、真菌性腹膜炎等。

腹水患者除腹水的诊断外，还得结合原发疾病的症状体征。心脏疾病引起的腹水还可伴见发绀、周围水肿、颈静脉怒张、心脏扩大、心前区震颤、肝脾肿大、心律失常、心瓣膜杂音等体征。肝脏疾病引起的腹水还可伴见面色晦暗或萎黄无光泽，皮肤巩膜黄染、面部、颈部或胸部可有蜘蛛痣或有肝掌、腹壁静脉曲张、肝脾肿大等体

征。肾脏疾病引起的腹水还可伴见面色苍白、周围水肿等体征。面色潮红、发热、腹部压痛、腹壁有柔韧感可考虑结核性腹膜炎。有消瘦、恶病质淋巴结肿大或腹部有肿块多为恶性肿瘤。

如果短期内腹围明显增加，伴有腹胀，严重者出现肚脐膨出，甚至阴囊水肿，这时应该及时就诊，做必要的检查，明确诊断后在医师的指导下应用合理的利尿剂利水消肿，同时注意维持水电解质平衡，注意每日清晨空腹测量体重，记录 24 小时的尿量，如果腹水很多，必要时可以穿刺引流或者行腹水超滤浓缩回输术。

利尿药可以加速水分从肾脏的排出，减轻腹水症状。但是一般情况下应联合使用保钾和排钾利尿药，或者联合使用作用于肾脏不同部位的利尿药，这样既可以达到最佳的利尿效果，又不容易发生电解质紊乱，尤其可以防止出现血清钾离子的增高或降低。利尿药的种类与剂量因人而异，因腹水多少而异，因原发病而异。因此，并非利尿药的用量越大，腹水消退就越明显，且腹水消退以后要慢慢停药，以利巩固疗效。

顽固性腹水该怎么治疗，腹水超滤浓缩回输术有哪些优势

根据腹水量、对利尿药物治疗的应答反应、肾功能及伴随全身疾病的情况，临床上大致可将腹水分为普通型肝硬化腹水和顽固型肝硬化腹水。顽固性腹水是指经大剂量利尿剂或大量放腹水仍无治疗应答反应的腹水。腹水是失代偿期肝硬化患者常见且严重的并发症之一，普通型肝硬化腹水 5 年的生存率超过 40%，一旦进入顽固性腹水阶段 1 年的病死率高达 60% 以上。

顽固性腹水的常规治疗主要有药物治疗和非药物治疗（包括大量放腹水、经颈静脉肝内门腔静脉分流术（TIPS）、肝移植、腹水超滤浓缩回输术等）。就疗效而言，利尿剂联合白蛋白、血管活性药物等内科药物疗效有限；单纯腹腔放液易导致蛋白流失、电解质紊乱，停止放液后腹水恢复迅速形成恶性循环加重病情；TIPS 术治疗可

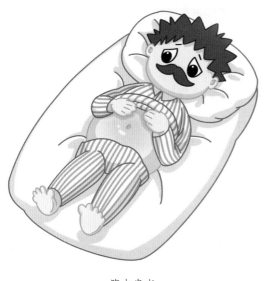

腹水患者

以分流门静脉压力，减少腹水的形成但受禁忌证及技术难度相对较大，易出现肝性脑病；腹水超滤浓缩回输可在大量迅速排水、改善腹胀的同时，将腹水中白蛋白回输体内。

腹水超滤浓缩回输术是在人体腹腔建立引出和回输通道，利用负压泵将腹水引入到过滤器，滤出小分子的废液，同时将对人体有用的白蛋白等大分子成分回输腹腔。一次消除腹水量可达 5 000 mL 以上，能迅速降低腹腔压力，改善腹胀症状，与传统放腹水方法相比不损失白蛋白，更加有效、安全。

腹水超滤浓缩回输术能够滤去多余的腹水、部分电解质、内毒素等，将对人体有用的白蛋白、巨噬细胞、补体等物质浓缩，并根据临床需要回输腹腔。经大量临床验证，该项技术为无菌封闭式操作，操作简单，治疗不良反应少。经腹水超滤回输治疗后，患者的临床症状得到明显改善。适用于肝硬化、肝肾综合征、布加综合征、心源性等一切顽固性腹水。

如果肝硬化患者合并食管胃底静脉曲张，该怎么办；如果吐血了怎么办

肝硬化后期患者常常合并门静脉高压症。门静脉高压症最凶险的并发症是上消化道出血，这是由于患者食管、胃底静脉高度增粗、怒张，出血的风险很高。这样的患者建议在医师指导下，定期行胃肠镜检查对静脉曲张的程度、范围、出血风险

进行评估和分级，必要时进行药物治疗、套扎手术、硬化剂治疗等。在日常生活中，患者要特别注意摄入细软的食物，避免坚硬粗糙、刺激性食物、胶粘难以消化的食物，防止划破曲张的静脉。另外，每天的大便颜色应该多一份关注，如果发现大便色黑，伴有胃痛、胃胀、头晕乏力、面色苍白、血压偏低等情况，应想到有出血的可能，及时就医。

肝硬化失代偿期患者如果饮食不慎很容易出现呕血、柏油样黑色大便。出血量大者可伴有呕吐甚至发生咖啡色胃内容物、暗红色或鲜红色的血液，患者常常有心慌、头晕等低血容量的表现。一旦发生上述情况，应该紧急就医，争分夺秒开始止血治疗。止血治疗包括静脉止血用药、内镜下静脉套扎、胃冠状静脉栓塞术或Tips 术。

什么是肝性脑病，肝性脑病的诱因是什么

肝性脑病（Hepatic Encephalopathy, HE）是一种由严重肝病引起的、以代谢紊乱为基础的中枢神经系统功能失调的综合征。

肝性脑病患者可以出现以下临床表现。① 性格改变：常是本病最早出现的症状，主要是原属外向型性格表现为抑郁，而原属内向型性格表现为欣快多语。② 行为改变：可能包括乱写乱画、乱洒水、乱吐痰、乱扔纸屑、乱扔烟头等无意义的动作。③ 睡眠习惯改变：常表现为睡眠倒错，可能与患者的血清褪黑激素分泌时相紊乱有关。④ 出现肝臭：由于肝衰竭，机体内含硫氨基酸代谢中间产物经肺呼出或经皮肤散发出的一种特征性气味，有人描述为烂苹果味、大蒜味、鱼腥味等。⑤ 扑翼样震颤：是肝性脑病最具特征性的神经系统体征，但并非所有患者均可出现。⑥ 言语不清、木僵，甚至昏迷：随病情发展，可能出现言语不清、神志完全丧失，不能唤醒等症状。

肝性脑病的主要病因包括重症病毒性肝炎、重症中毒性肝炎、药物性肝损伤、妊

娠期急性脂肪肝、各型肝硬化、门-体静脉分流术后、原发性肝癌以及其他弥漫性肝病的终末期。其中，肝硬化患者发生肝性脑病最为常见，约占 70%。肝性脑病的诱发因素包括上消化道出血、高蛋白饮食、大量排钾利尿、放腹水、使用安眠药、镇静药、使用麻醉药、便秘、尿毒症、感染或手术创伤等。

如何治疗肝性脑病？需要综合考虑患者的病史、临床表现和检查结果，并采取综合治疗措施，肝性脑病的治疗方法包括基础治疗、减少氨的产生、去氨药物的应用、恢复和改善脑细胞功能以及其他措施（如镇静剂、换血疗法、透析或灌注疗法，甚至肝脏移植等）。

失代偿期肝硬化患者容易发生肝性脑病，这类患者平时应该注意保持大便通畅，戒酒，忌暴饮暴食，避免一次性进食大量动物蛋白。轻者会出现头晕、乏力、烦躁等症状，重者日夜颠倒、胡言乱语、循衣摸床、撮空理线、嗜睡昏迷等。

为什么肝衰竭的患者会有皮肤瘀斑瘀点

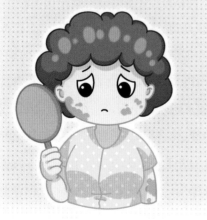

皮肤有瘀斑的患者

肝脏在凝血因子的合成和代谢中起重要的作用，绝大多数凝血因子都在肝脏合成，因此，在严重肝病时大多数凝血因子的数量不足。肝硬化后期，由于脾功能亢进，血小板减少，也加剧了凝血功能的下降。因此，肝衰竭患者常常出现皮肤、黏膜出血，诸如鼻衄、牙龈出血、皮肤瘀点、月经过多，严重者可有呕血和黑便。

什么是肝肺综合征，预后如何

肝肺综合征（HPS）是一种发生在严重肝病基础上的临床综合征，主要临床症状如下。① 呼吸困难：肝肺综合征的典型症状，通常活动后出现，直立时呼吸困难会加重。② 发绀：由于动脉血氧合功能障碍，导致血液中血红蛋白过量，从而出现口唇、耳垂等部位发绀。③ 杵状指：由于肺血管扩张，导致体循环淤血，从而引发患者杵状指。④ 其他：肝病相关症状，如食欲不振、黄疸、腹部不适、全身乏力、食欲减退等。

肝肺综合征的病情通常较为严重，其低氧血症慢性发展，远期预后不良。死亡率高达 41%，且诊断后的中位生存率仅为 2.5 年，这表明肝肺综合征患者的生存时间相对较短。

什么是肝衰竭，肝衰竭有哪些临床表现，
如何判断预后

肝脏作为人体的重要器官之一，因其具有合成、解毒、代谢、分泌、生物转化以及免疫防御等功能，故又被称为"加工厂"。当受到多种因素（如病毒、酒精、药物等）引起严重损害时，造成肝细胞大量坏死，导致上述功能发生严重障碍或失代偿，进而出现以凝血机制障碍和黄疸、肝性脑病、腹水等为主要表现的一组临床症候群，称之为肝衰竭。临床以极度乏力、食欲下降、腹胀、恶心、呕吐、神志改变等为主要症状，由于病情进展迅速、治疗难度高、医疗费用昂贵，总体预后较差。根据病情进展情况不同，肝衰竭被分为四类：急性肝衰竭（acute liver failure, ALF）、亚急性肝衰竭（subacute liver failure, SALF）、慢加急性肝衰竭（acute-on-chronic liver failure, ACLF）和慢性肝衰竭（chronic liver failure, CLF）。

目前肝衰竭的临床治疗尚无特异有效的治疗手段，强调综合治疗，包括内科基础

治疗、人工肝支持治疗和肝脏移植治疗三方面。

　　肝衰竭的预后取决于肝细胞的坏死程度和再生能力之间的较量，如肝细胞大量再生超过坏死，则疾病逐渐恢复；反之，则病情恶化，预后较差。但由于肝衰竭的诱因、病因、临床类型、病程、并发症及临床干预措施等的多样性及个体化差异，目前尚无统一的评估预后的指标。目前公认的凝血酶原活动度（PTA）、凝血酶原时间国际化比率、血肌酐与肝衰竭的预后相关。除此以外，一些研究还认为，血清甲胎蛋白（AFP）、血清钠、乳酸盐水平、动脉血氨、磷酸盐等与肝衰竭的预后存在相关性。

重症肝炎的病因是什么

　　重症肝炎是肝炎的严重临床类型，病情危重，见于病毒性肝炎，也可见于自身免疫性肝炎、药物性肝炎、中毒性肝炎及妊娠期急性脂肪肝。重症肝炎的发病率不高，约占肝炎病例的 0.2%～0.4%。其临床特点是起病急骤，临床表现凶险且复杂，黄疸急剧加深，肝脏迅速缩小，并发症多，如出现上消化道出血、肝性脑病、肝肾综合征等，病死率高。各类肝炎均可导致本病，但在我国以乙型肝炎所致为多见。根据其临床表现可归属中医急黄、瘟黄、血证、鼓胀、昏迷等病范畴。

　　重症肝炎临床常见五种证型。阳明腑实证，表现为面红气粗，口臭唇燥，神昏谵语，手足躁动，不得安卧，大便秘结，小便短赤，舌红，苔黄糙或焦黑，脉数；肝风内动证，表现为四肢抽动，口角牵引，头摇脉弦；湿（痰）浊蒙蔽证，表现为神志迷糊，困倦呆钝，身重不语，或语声低微，面色暗黄或如蒙尘垢，目黄，舌苔黏腻，脉滑；血结瘀阻证，表现为身热狂躁谵妄，腹满而痛，大便色黑，小便尚清；气阴两竭证，表现为神疲气怯、肢冷，甚则汗出肤冷，嗜卧昏睡，颜面苍白，唇色指甲苍白或青紫，脉细无根或如鱼翔。

人工肝是什么

人工肝即人工肝支持治疗，包括种类很多，目前临床最为常用的是血浆置换，其原理是通过将肝衰竭患者血浆与新鲜血浆进行置换，达到清除有害物质，补充机体必需物质，改善内环境的作用，暂时替代衰竭肝脏部分功能，为肝细胞再生及肝功能恢复创造条件或等待机会进行肝移植。人工肝治疗也是内科综合治疗的一部分，选择适宜的适应证，配合血浆置换后内环境调整药物的应用可以提升人工肝治疗的价值，也可以为国家节省血源。

典型病案 ｜ 肝酶升高必有因，藏匿罪魁终现身

自身免疫性肝炎的病因是什么

原发性胆汁性胆管类的病因是什么，为何女性

患者发病率高

自身免疫性肝炎患者为什么要用免疫抑制剂

如果肝功能正常了，是否可以停用激素

……

B超室

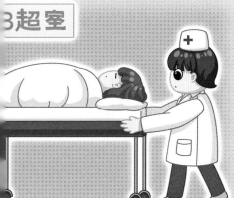

| 典型病案 |

肝酶升高必有因，藏匿罪魁终现身

患者情况：王某，女，55 岁，退休工人。

诊疗经过：2010 年，单位体检提示肝功能轻度异常，未予重视。此后，连续两年体检都发现肝功能异常（ALT 70 U/L 左右），建议前往医院进一步治疗。患者就诊于社区医院，服用水飞蓟宾胶囊，肝功能未恢复正常，故就诊于某三甲医院，查肝功能：白蛋白 38 g/L，球蛋白 49 g/L，谷丙转氨酶 98 U/L，谷草转氨酶 57 U/L，谷氨酰转肽酶 103 u/L，碱性磷酸酶 275 U/L，总胆红素 11.1 μmol/L，乙肝两对半阴性，丙肝抗体阴性，抗核抗体核颗粒型，滴度 1 ∶ 320。自身免疫性抗体：gp210（＋）。诊断为原发性胆汁性胆管炎，予熊去氧胆酸胶囊口服，早晚各 1 粒。之后的两年患者定期复查肝功能，谷丙转氨酶与谷草转氨酶都恢复正常，但是谷氨酰转肽酶与碱性磷酸酶仍然高出正常值上限一倍以上，并且患者的免疫球蛋白在 22～24 g/L 之间波动，B 超提示肝区光点增粗增强，脾脏增大（120×48 cm），肝脏硬度检测 E：15.9。综合评估患者的病情，仍在持续加重。为进一步明确诊断，给予肝穿刺检测，病理报告提示：肝脏病变炎症 2 级，纤维化 2 级。因此，在熊去氧胆酸治疗的基础上，联合糖皮质激素抗炎治疗。已密切随访 3 年，患者的肝功能及免疫球蛋白全部正常，肝硬度检测逐步下降至 8.5。为减少糖皮质激素不良反应，改为熊去氧胆酸胶囊联合硫唑嘌呤治疗。

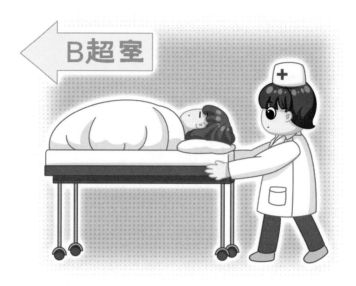

正在等B超检查的患者

什么是自身免疫性肝病，分哪几种类型，如何饮食调养

自身免疫性肝病是以肝脏为相对特异性免疫病理损伤器官的一类疾病。临床上有如黄疸、发热、皮疹、关节炎等各种症状，并可见高 γ-球蛋白血症，血沉加快，血中自身抗体阳性等。

自身免疫性肝病包括自身免疫性肝炎（AIH）、原发性胆汁性胆管炎/肝硬化（PBC）、原发性硬化性胆管炎（PSC）。

自身免疫性肝病是无菌性炎症，尽管是炎症改变，但是没有病原微生物，因此没有传染性，不会传染给周围的人，不需要分餐和消毒隔离。

自身免疫性肝炎患者在饮食上应禁忌酒、羊肉、狗肉等热性食物以及生冷硬食品，控制食量到7～8成，可多吃新鲜蔬菜，淡水鱼；病情稳定每天可进食高蛋白、适量碳水化合物和脂肪，足够热能的饮食，如鲜鱼、肝、瘦肉、蛋、奶、豆腐及制品，主食粥、面片；少食多餐，三餐之间加点心、蛋糕、饼干、藕粉、麦乳精以补充热能；充足的水分和维生素，每天保证维生素 C 及水的摄入量，以利小便，促进有害物质的代谢；多食果汁、蔬菜汁，补充维生素、无机盐；如胀气，可暂时少喝牛奶、豆浆及少吃产气类食物，如山芋、白薯等，糖不宜过量，会助湿，过多的糖会转化成脂肪沉积在肝脏，易引起肥胖。自身免疫性肝炎患者的饮食忌食油腻、煎炸、辛辣及发物。合理加工烹调，减少营养素的损失破坏，提高食物的色、香、味，促进食欲，保证易于消化吸收。

自身免疫性肝炎的病因是什么

自身免疫性肝炎是由自身免疫反应介导的慢性进行性肝脏炎症性疾病，以血清转氨酶升高、高 γ-球蛋白血症、自身抗体阳性，组织学特征为以淋巴细胞、浆细胞浸润为主的界面性肝炎为临床特征，晚期可快速进展为肝硬化和肝衰竭。该病在世界范围内均有发生，在欧美国家的发病率相对较高，在我国其确切发病率和患病率尚不清楚，但国内文献报道的病例数呈明显上升趋势。

本病多发于女性，男女之比约为 1 ：4，10～30 岁及 40 岁以上为两个发病年龄高峰。大多数患者表现为慢性肝炎，约 34% 的患者无任何症状，仅因体检发现肝功能异常而就诊；30% 的患者就诊时即出现肝硬化；因呕血和（或）黑便等失代偿期肝硬化的表现而就诊的患者约占 8%；部分患者以急性，甚至暴发性起病（约占 26%），其转氨酶和胆红素水平较高，临床进展凶险。17%～48%AIH 患者合并其他自身免疫性疾病，常见的有类风湿性关节炎、甲状腺炎、溃疡性结肠炎、1 型糖尿病等。

自身免疫性肝病是免疫功能差吗

我们来看一下自身免疫性肝病的含义，是指机体的免疫系统攻击自身的肝脏，从而导致肝脏损害。因此，我们可以发现，并不是免疫功能低下，而是免疫系统被蒙蔽，没有分清敌我关系，其实是免疫系统出现了紊乱。

原发性胆汁性胆管炎的病因是什么，
为何女性患者发病率高

原发性胆汁性胆管炎 / 肝硬化（primary biliary cirrhosis, PBC）是一种慢性肝内胆汁淤积性疾病，晚期出现肝硬化甚至肝衰竭。血清抗线粒体抗体（AMA）检测是诊断 PBC 的特异性指标，熊去氧胆酸（UDCA）是唯一经随机对照临床试验证实的治疗 PBC 唯一安全有效的药物。尽管 PBC 的发病机制可能与自身免疫有关，但免疫抑制剂的疗效仍未被证实，且药物相关不良反应使其临床应用受到限制。其发病尤以女性最为明显，男女发病比例约为 1 ∶ 10。

有大样本流行病学调查报道，发现原发性胆汁性胆管炎的发病具有明显的性别倾向性，男女比例约为 1 ∶ 10，以女性为主导，尤以围绝经期的女性为甚。同时，国内外相关文献曾提出 PBC 的发病与雌激素密切相关的科学假说，张玮教授团队在这方面有深入的探索性研究，证实了这一观点。

自身免疫性肝炎患者为什么要用免疫抑制剂

显微镜下可以看到，自身免疫性肝炎患者的肝细胞损伤明显，同时还有大量的炎症改变，使用免疫抑制剂，病变几乎可以完全消散，症状改善，肝功能恢复正常。进一步延缓病情进展至肝硬化，预防严重肝病并发症（腹水、上消化道出血、肝性脑病）的发生，最终降低病死率。

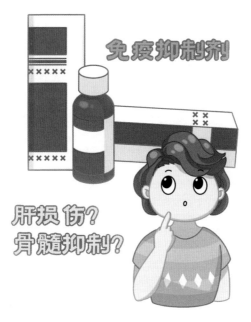

免疫抑制剂是什么？

如果肝功能正常了，是否可以停用激素

很多患者担心激素的不良反应，诸如满月脸、水牛背、血糖升高、骨质疏松等，总是询问什么时候可以停药。对于停药时间的选择，应在达到完全缓解后方可停药。这里提到的完全缓解应有肝穿刺检查的支持。约 55% 的患者的临床症状得到改善，ALT/AST 恢复正常后，但肝组织学检查仍呈炎症活动。如果这个时候停药，80% 的患者病情会复发。如果肝穿刺显示肝脏已经完全恢复正常，复发的概率大约 20%。对于临床症状已基本消失，ALT/AST 恢复正常，但肝穿刺报告提示仍有残留炎症变化的患者，建议再继续用药 6 个月。因此，停药需慎重，需在医师指导下停药或减药，切不可自行停药。

药毒伤肝

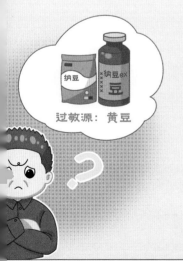

过敏源：黄豆

纳豆

纳豆ex

豆

| 典型病案 |

蹊跷肝脏衰竭，纳豆难辞其咎

患者情况： 丁某，男，60岁，退休工人。有过敏性哮喘病史多年。

诊疗经过： 患者有哮喘病史多年，平时咳嗽气喘的时候会用点舒利迭喷雾，症状便能缓解。这天他照常来内科配药，但是接诊的医生发现患者巩膜黄染，建议他一定要检查一下肝功能。报告显示：总胆红素335 μmol/L，谷丙转氨酶3 500 U/L。肝损伤很严重，医生仔细的询问患者有没有肝炎病史或家族史，最近服用过哪些药物或是保健品、补品等。患者怎么也想不通，自己没有生过肝炎，家里人也没有这方面毛病，怎么会得肝病？后来，经过慢慢回忆，他想起来一个月前吃过2周的纳豆精华保健品。原来，去年冬天他生过一场严重的肺炎，之后感觉体质很虚弱，人瘦了很多。老伴想给他补补身体，推荐他服用纳豆精华成分的保健品，其他的补品没有吃过。可是，这个保健品老伴吃了两年多，没有出现什么问题。病来如山倒，住院第三天，患者的总胆红素上升到550 μmol/L，小便酱油色。经过仔细评估，诊断为急性肝衰竭，肝细胞还在持续大量的坏死，内科治疗不能有效阻断病情的恶化，需要启动人工肝治疗，争取更大的生机。检验科、血库、血液净化中心、肝病科病房的医生、护士通力合作，人工肝治疗1次，2次，一连5次。努力没有白费，谷丙转氨酶呈直线下降，总胆红素在经历了一周的波动之后，开始下降，505，478，350，217，160……患者的病情逐渐好转。但是，病因仍然还是个谜。各种肝炎病毒均阴性，免疫性肝病指标阴性，过敏的指标异常升高，进一步排查过敏原。结果提示：黄豆过敏。的确是保健品引起的！

　　尽管对于大多人来说，纳豆是普通食物，但是对于敏感体质的过敏人群，它就是利剑和毒药。这个病例令人深省。有报道称可引起各种急慢性肝脏损害的药物达 1 000 余种。世界卫生组织（WHO）统计，药物性肝损伤已成为全球第 5 位死亡原因。药物性肝损伤是临床常见病，是指由药物、生物制品、中成药等按处方药或非处方药管理的药品，以及中药材、天然药物、保健品、膳食补充剂等产品，或其代谢产物乃至其辅料、污染物、杂质等所导致的肝损伤。药物性肝损伤的发病机制复杂，目前的研究报道也很多，归根到底，不外乎内因和外因两个方面。内因是指人的因素，与体质密切相关，现代医学研究提示部分基因的缺失或突变使机体成为某病的高危人群。

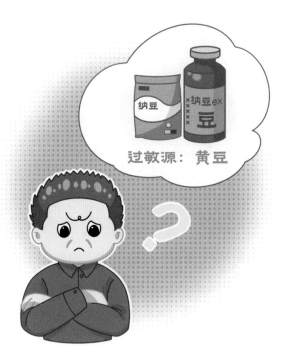

过敏体质患者的悲哀

什么是药物性肝病

药物是一把双刃剑，临床中各种疾病的诊疗均离不开药物，然而，药物也会对机体造成损伤，各种药物的不良反应中，肝损伤是最常见的。药物引起肝损伤的频率仅次于病原体。研究发现，成年人中氨基转移酶升高有 10%～50% 是由药物引起，占所有黄疸住院病例的 2%～5%，药物性肝衰竭占所有急性肝衰竭患者的 10%～52%。有报道称可引起各种急慢性肝脏损害的药物达 1 000 余种。

药物性肝病是指某些药物对肝脏的直接或间接损伤引起的疾病。随着医药工业的迅速发展，国内外新药不断问世，药物性肝病的发病率相应增加。由于药物或（/及）其代谢产物引起的肝脏损伤，可以发生在以往没有肝病史的健康者或原来就有严重疾病的患者，在使用某种药物后发生程度不同的肝脏损伤。药物性肝病的临床表现与其他各种肝病的表现类似，可以表现为肝细胞坏死、胆汁淤积、细胞内微脂滴沉积或慢性肝炎、肝硬化等。

慢性药物性肝病是指服药后谷丙转氨酶等肝功能指标持续或反复异常，超过 6 个月以上，可伴有肝纤维化或肝硬化。这些慢性药物性肝病常常出现慢性肝炎、肝硬化、黄疸、肝血管病变、肝良性肿瘤以及恶性肿瘤等。

哪些药物会引起肝窦阻塞综合征，
什么药会引起肝静脉血栓形成

吡咯生物碱是明确证实对人类和动物有肝脏毒性的最重要物质，这种生物碱存在于很多中药中，如野百合、千里光、天芥菜、康复力、巴拉圭茶、狗舌草和紫草科植物。小柴胡汤、麻黄和金不换也含有吡咯双烷生物碱。毒性强弱取决于吡咯生物碱的种类、摄取的总剂量和患者的易感性。肝脏病变的主要表现为肝窦阻塞综合征。以门静脉高压和非肝硬化腹水为特征，临床表现为腹痛、腹水、肝脏肿大、肝酶升高。吡咯生物碱引起的急性期肝衰竭的死亡率高达 20%～40%。国内曾有多例报道因服用土三七（菊科千里光）引发的肝小静脉闭塞症案例。此外，乌拉坦和硫鸟嘌呤偶可导致肝窦阻塞综合征。

据报道，长期口服避孕药可影响凝血机制，造成肝静脉血栓形成和阻塞，显微镜下可见肝小叶中央静脉扩张，肝窦充血、出血，肝小叶中央区坏死，最终导致纤维化和淤血性肝硬化，又被称为布-加综合征。

哪些人群容易发生药物性肝损伤，
如何防止"药物性肝损伤"

成年人一般比儿童更容易发生肝损伤，女性比男性的发病率高。肥胖和营养不良是药物性肝损伤的易感因素，饮酒和禁食降低了对乙酰氨基酚的肝损伤阈值，营养不良患者使用对乙酰氨基酚时更容易出现肝功能异常。此外，遗传变异性对药物代谢有重要影响，可能增加危险。

所谓治病求本，药物性肝病的"本"就是药物，因此避免服用对肝脏有损伤的药物是最主要的预防方式。那么究竟哪些药物对肝脏有损伤呢？如果服用不合理，有六类药物最容易损伤肝脏引发"药物肝"，包括抗结核药、降血脂药、抗生素、肿瘤化疗药、解热镇痛药、安眠药等。如果我们自己平时感冒发烧头痛了，有些人就会经常自己到药店买药，但是这些药能吃吗？许多感冒药在各大市场和药房都有大量销售，比如人们都熟知的复方氨酚烷胺胶囊、布洛芬缓释胶囊、氨麻美敏片、复方盐酸伪麻黄碱缓释胶囊、氨酚伪麻美芬片、氨麻苯美片、乙酰氨基酚、氯芬黄敏片、酚麻美敏片等各种药品，通常这类药品都会含有解热镇痛成分，最多的就是对乙酰氨基酚。对乙酰氨基酚是引起药物性肝损伤的头号杀手，当过量或者长期服用时会引起肝损伤。因此正确的做法是，生病了一定要看医生，遵照医嘱服药，不要道听途说，胡乱吃药或偏方。另外如雌激素，虽然目前的医学认为更年期妇女服用雌激素后能降低患乳腺癌等恶性肿瘤的风险，但同时也会出现肝毒性，若不服用就得忍受心悸、潮热、出汗、失眠等更年期症候群的痛苦与不便。因此，吃不吃药需由当事人自己仔细思考，并参考医生的专业意见。

长期服用中药会导致肝损伤吗

药物是一把双刃剑，中药也是一样，既能治病，也具有毒性，用之不当也可损害身体。古人依据几千年的临床实践，把药物分为大毒、常毒、小毒和无毒四类，并总结出"大毒治病，十去其六；常毒治病，十去其七；小毒治病，十去其八；无毒治病，十去其九"的治疗原则。因此，用有毒的药物治疗疾病，收到相应的效果后就应停药，无毒的药物也不应久用。有文献报道：苦杏仁、蟾酥、木薯、广豆根、北豆根、毛冬青、何首乌、土三七、黄药子、川楝子、天花粉、补骨脂、白鲜皮等使用不当可出现肝损伤。

人群中普遍存在中药无害即自然植物无毒的错误观念。药有偏性，以偏纠偏，所以用来治疗疾病，因此有"有故无陨"的说法。但是不恰当的使用往往会引起新的损伤。因此，要遵照医生嘱托服用中药，避免超过规定剂量，不要误将外用药内服，对民间单偏方采取慎重的态度，以防中毒。另外，每个人的体质不同，亚健康人群建议在医生指导下调理身体，不建议自行购买生药材服用。

抗结核药和感冒药对肝脏有损伤吗

抗结核药物性肝损伤的发生率为3%～10%。肝损伤频率高的药物有利福平、丙硫异烟胺、吡嗪酰胺、氨硫脲、对氨基水杨酸等；导致肝损伤频率低的药物有异烟肼；基本不发生肝损伤的药物有链霉素、卡那霉素、卷曲霉素、紫霉素、乙胺丁醇、

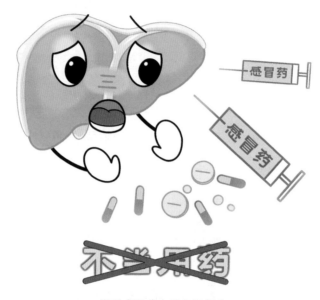

服用感冒药会引起肝损伤

环丝氨酸。药物性肝损伤的治疗关键的是停用并防止重新给予引起肝损伤的药物，早期清除和排泄体内药物，加强支持治疗，卧床休息，密切检测肝功能等指标。

感冒药使用不当也会造成肝损伤，主要是由于乙酰氨基酚会造成肝脏损伤。然而并非所有的人服用感冒药都会引起肝损伤。感冒药的用量用法非常重要，建议避免出现如下情况：

（1）在 24 小时内服用的含对乙酰氨基酚的药物超过处方剂量。

（2）同时服用一种以上含对乙酰氨基酚的药物。

（3）在服用含对乙酰氨基酚的药物时饮酒或含酒精饮料。

抗生素药和抗肿瘤的化疗药会损伤肝脏吗

常见的抗菌药物如氨苄西林、阿莫西林、克林霉素、利福平、异烟肼等可引起肝细胞损伤，氯霉素、磺胺类、硝酸呋类、对氨基水杨酸类、灰黄霉素可引起毛细胆管或肝细胞损伤，四环素可引起脂肪坏死，大环内酯类如红霉素可引起肝细胞-毛细胆管型损害，两性霉素 B 可引起反应性肝炎伴脂肪变性。

化疗药物引起肝损伤在临床比较常见。化疗药物的肝损伤类型主要包括肝细胞坏死、肝细胞脂肪变性、肝线粒体损伤、胆汁淤积及肝血管损害等。可引起肝损伤的药物主要为蒽环类、氟尿嘧啶类、紫杉类和铂类化疗药物。如何预防和尽量减少肝损伤的发生，主要有下列措施。① 评估肝脏情况：认真评估患者的基线肝功能和嗜肝病毒感染情况，包括乙肝五项、丙肝抗体等。如果合并乙肝或丙肝，应该积极抗病毒治疗，防止化疗后病毒激活引起肝损伤。② 调整治疗方案：根据肝功能的程度采取适宜的治疗措施。轻度肝损伤，可进行保肝治疗后再继续化疗；对于严重肝功能损伤，应适当延长化疗疗程的间隔时间，并适当减低化疗药物的用量；如果肝功能进一步恶化，转氨酶逐步升高 3～5 倍以上，可能需要停用化疗药物。

肿瘤免疫治疗的药物有肝损伤吗

近年来，免疫检查点抑制剂（ICI）在恶性肿瘤的治疗中发挥了重要作用。ICI 相关肝损伤的发生率因药物种类、剂量、是否联合使用等多种因素而异。总体来说，抗程序性死亡受体 1 单抗（PD-1）引起肝损伤的发生率相对较低，而细胞毒性 T 淋巴细胞相关蛋白 4（CTLA-4）单抗和联合使用两种免疫药物的患者更容易发生肝毒性。例如，抗 PD-1 单抗纳武利尤单抗、帕博利珠单抗的肝损伤的发生率约为 3.4% 和 1%；而抗 CTLA-4 单抗伊匹木单抗的肝损伤的发生率则更高，约为 3.8%，且随着剂量的增加，肝损伤的发生率也显著上升。

① 临床表现：ICI 相关肝损伤的主要表现为转氨酶（ALT 和 AST）升高，有时伴有胆红素升高。临床症状可能包括发热、疲乏、食欲下降等非特异性表现。肝损伤的程度可以根据转氨酶升高的水平进行分级，从无症状的轻度升高到可能导致肝功能

衰竭的严重升高。② 危险因素：ICI 相关肝损伤的危险因素包括 ICI 的类型及剂量、是否联合治疗、潜在的肝脏疾病、基础的自身免疫性疾病以及肿瘤类型等。有代谢相关脂肪性肝病的患者，ICI 相关肝损伤的发生概率更高。③ 诊断与治疗：ICI 相关肝损伤的诊断主要是一个排他性诊断，需要排除其他常见的肝损伤因素。治疗方面，主要包括暂停或永久停止 ICI 治疗、使用皮质类固醇等免疫抑制剂进行治疗。在严重情况下，可能需要考虑使用其他免疫抑制剂或进行肝移植等手术治疗。

ICI 引起的肝损伤是一个需要引起足够重视的问题。在使用 ICI 进行治疗时，需要密切监测患者的肝功能情况，及时发现并处理肝损伤。同时，对于存在高危因素的患者，需要采取更加谨慎的治疗策略。

降压药、降糖药、治疗甲状腺的药会引起肝损伤吗

绝大部分的降压药对于肝脏是安全的，有少数会导致肝损伤，最明显的是甲基多巴和肼苯达嗪可以导致肝细胞损伤、肝肉芽肿和胆汁淤积；卡托普利、依那普利、赖诺普利也有个别肝损伤的报道，偶见硝苯地平的肝损伤。

大部分口服降糖药都有损伤肝脏的可能。① 噻唑烷二酮类（TZDs）：如吡格列酮。② 磺脲类促泌剂：如格列本脲、格列齐特、格列吡嗪、格列喹酮。③ 其他降糖药物：如二甲双胍，虽然在一般情况下对肝功能没有影响，但如果患者的谷丙转氨酶大于正常值 3 倍以上，建议停用二甲双胍。阿卡波糖等药物在大剂量服用时也可能导致患者体内的肝酶升高。因此，对于糖尿病合并肝病的患者，选择药物要慎重。严重肝功能不全的患者建议使用胰岛素治疗。

甲巯咪唑、甲硫氧嘧啶、丙硫氧嘧啶等均可引起肝损害。对于甲状腺功能亢进（简称甲亢）患者，甲状腺素分泌增加，体内消耗增加，也会造成肝脏损伤。因此，治疗甲状腺疾病应该检测肝功能，如果甲亢合并严重肝损伤，除了积极保肝治疗，必要时考虑同位素治疗。

为什么喝酒的人服用感冒药容易导致肝损伤

感冒药的主要成分是对乙酰氨基酚，具有解热和镇痛作用。正常情况下，对乙酰氨基酚与肝脏里的特殊解毒物质结合。长期饮酒的人，肝脏内解毒的物质缺乏，因此，即使服用正常剂量的感冒药也会造成严重的肝损伤。因此，醉酒的时候尤其注意不能服用感冒药。

为什么毒蘑菇会引起肝损伤

自然界有大量肝毒性蕈的种系，每年在全世界范围内引起数百例死亡。① 食用毒伞毒素 6 小时后，表现为突发剧烈腹痛、呕吐、霍乱样腹泻。毒性巨大，肝细胞坏死严重，ALT 常常十倍以上升高，48 小时内会出现凝血酶原时间延长、肝性脑病，预后不良，需要紧急肝移植挽救生命。② 小伞属蕈中毒。有学者认为，所有伞盖直径小于 10 mm 且具有粉红、橙色、红色、紫红色的小型种类小伞属蕈都是有毒的。毒素主要是鹅膏蕈碱，成年人的致死量是 7 mg，目前尚无有效的治疗方法，对于严重的肝衰竭患者，唯一获救的方法是肝移植。有人说经过干燥或煮沸后，蕈类的毒素可以消失，然而实际中仍然存在危险，病从口入，野外采摘的蕈类一定要在保证安全的情况下食用。

中毒性肝病的成因是什么

中毒性肝病大多是由化学物品等毒物所引起的肝脏损害的疾病。这些中毒性疾病大多是职业性的，通常是由自然环境中所存在的化学、物理、生物等亲肝毒物（如磷、砷、四氯化碳等）所致的肝脏病变，主要是细胞毒作用的结果。随着现代化学工业的发展，本病的发生也日渐增多。肝脏是人体最大的解毒器官，当有害毒物进入人体后，同药物一样，首先需要通过肝脏进行分解、排泄，当累计的毒物超出肝脏的解毒能力的时候就会出现肝损伤，出现食欲不振、恶心、呕吐、腹痛、肝大、血清转氨酶增高，严重者出现急性肝坏死。

按照这些亲肝毒物对肝脏损伤的大小可分为以下三类：① 剧毒类，磷、三硝基甲苯、磷、硝基苯、二硝基氯苯、四氯化碳、氯萘、丙烯醛等。② 高毒类，丙肼、苯胺、四氯乙烷、二氯甲烷、二氯乙烯、二甲基甲酰胺、氯仿、二甲基甲酰胺、砷化氢、砷、锑、汞、硒等。③ 低毒类，二硝基酚、甲苯二胺、二氯苯、氯苯、氯甲烷、二氯二苯二氯化甲烷（DDT）、六氯环己烷（666）、苯、乙烯、乙醚、有机磷、氰化物、丙烯腈、铅、铬、铍等。急性中毒性肝病的临床症状和体征与急性病毒性肝炎类似，少数重症患者可发生急性黄色肝萎缩，病理上以肝细胞脂肪变性和坏死为主。

中毒性肝病的病因相对于药物性肝病比较明确，诊断上主要靠临床表现如肝区压痛、黄疸、肝大及胃肠道症状等，再结合患者本人所接触的环境等就可以做出明确的诊断。尽早脱离所接触的毒物并及时予以对症处理，预后良好，仅少数导致慢性肝病，死亡率很低。

篇七

厚味伤肝

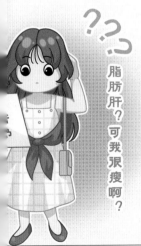

？？？

脂肪肝？可我很瘦啊？

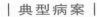

| 典型病案 |

甜蜜的负担

患者情况：张某，男，17 岁，高中生。

诊疗经过：患者既往没有肝炎病史，学校体检发现肝功能异常，学校老师建议专科就诊，进一步治疗。医生给孩子做了详细检查，肝功能：谷丙转氨酶 187 U/L，谷草转氨酶 129 U/L，尿酸 470 U/L，血糖 7.9 mmo/L，甘油三酯 3.1 mmo/L，甲肝抗体阴性，乙肝两对半均阴性，丙肝、戊肝都是阴性。医生仔细询问患者最近有吃过什么药或者保健品吗？否认。平时喜欢吃什么吗？喜欢喝可乐和奶茶。平时熬夜吗？经常熬夜打游戏，两三点才睡觉。家长补充，暑假期间，孩子在家附近的奶茶店勤工俭学两个月。店里非常繁忙，每天都有很多点单，渴了就在店里喝奶茶，喝了就不困了，有时候一天能喝五六杯。问题应该出在这里。诊断：代谢综合征。医生给他开了保肝药物，建议他居家休息，早睡早起，待肝功能正常后适量运动，避免食用高糖和高脂的食物，养成健康的生活方式。

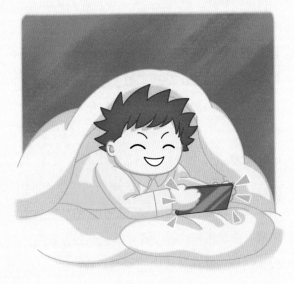

熬夜的年轻人

什么是脂肪肝，引起脂肪肝的病因有哪些

脂肪肝是指由于各种原因引起的肝细胞内脂肪堆积过多的病变。脂肪肝正严重威胁国人的健康，成为仅次于病毒性肝炎的第二大肝病。脂肪肝是一种常见的临床现象，而非一种独立的疾病。

脂肪肝的临床表现多样。轻度脂肪肝多无临床症状，仅有疲乏感，而多数脂肪肝患者较胖。脂肪肝患者多于体检时偶然发现。中、重度脂肪肝有类似慢性肝炎的表现，可有食欲不振、疲倦乏力、恶心、呕吐、肝区或右上腹隐痛等。肝脏轻度肿大可有触痛，质地稍韧、边缘钝、表面光滑，少数患者可有脾肿大和肝掌。当肝内脂肪沉积过多时，可使肝被膜膨胀、肝韧带牵拉，而引起右上腹剧烈疼痛或压痛、发热、白细胞计数增多，误诊为急腹症而作剖腹手术。此外，脂肪肝患者也常有舌炎、口角炎、皮肤瘀斑、四肢麻木、四肢感觉异常等末梢神经炎的改变。少数患者也可有消化道出血、牙龈出血、鼻衄等。重度脂肪肝患者可以有腹腔积液和下肢水肿、电解质紊乱，如低钠血症、低钾血症等。脂肪肝的表现多样，遇有诊断困难时可做肝活检确诊。

脂肪肝并非是胖人的专属，导致脂肪肝的原因很多，大致有如下几个方面。

（1）肥胖：随着生活水平的大幅提高，饮食不节引起的营养过剩日益增多，大腹便便的胖人屡见不鲜。过多的营养物质超过肝脏的转运能力，会变成脂肪沉积于肝脏形成脂肪肝。

（2）酒精：长期嗜酒者的肝穿刺活检发现，75%～95%有脂肪浸润。还有人观察，每天饮酒超过80～160克，则酒精性脂肪肝的发生率增长5～25倍。

（3）营养不良：蛋白质缺乏是引起脂肪肝的重要原因，多见于摄食不足或消化障碍，不能合成载脂蛋白，以致甘油三酯积存肝内，形成脂肪肝。

（4）药物：某些药物或化学毒物通过抑制蛋白质的合成而致脂肪肝，如四环素、肾上腺皮质激素、嘌呤霉素、环己胺、吐根碱以及砷、铅、银、汞等。降脂药也可通过干扰脂蛋白的代谢而形成脂肪肝。

（5）精神因素：由于社会节奏的不断加速，现代人精神压力增加，长期熬夜也会发生脂肪肝。

什么是代谢综合征

代谢综合征是指人体的蛋白质、脂肪、碳水化合物等物质发生代谢紊乱的病理状态，是一组复杂的代谢紊乱症候群，是导致糖尿病、心脑血管疾病的危险因素。其具有以下特点：① 多种代谢紊乱集于一身，包括肥胖、高血糖、高血压、血脂异常、高血黏度、高尿酸、脂肪肝和高胰岛素血症，这些代谢紊乱是心脑血管病变以及糖尿病的病理基础。② 有共同的病理基础，目前多认为它们的共同原因就是肥胖，尤其是中心性肥胖所造成的胰岛素抵抗和高胰岛素血症。③ 可造成多种疾病增加，如高血压、冠心病、脑卒中、甚至某些癌症，包括与性激素有关的乳腺癌、子宫内膜癌、前列腺癌，以及消化系统的胰腺癌、肝胆癌、结肠癌等。④ 有共同的预防及治疗措施，防治一种代谢紊乱，也就有利于其他代谢紊乱的防治。

参照中华医学会糖尿病学分会建议的诊断标准：① 超重和（或）肥胖 BMI ≥ 25。② 高血糖空腹血糖（FPG）≥ 6.1 mmol/L（110 mg/dL）和（或）2 hPG ≥ 7.8 mmol/L（140 mg/dL），和（或）已确诊糖尿病并治疗者。③ 高血压收缩压/舒张压 ≥ 140/90 mmHg，和（或）已确诊高血压并治疗者。④ 血脂紊乱空腹血甘油三酯 ≥ 1.7 mmol/L（150 mg/dL），和（或）空腹血 HDL-C<0.9 mmol/L（35 mg/dL）（男），<1.0 mmol/L（39 mg/dL）（女）。具备以上 4 项中的 3 项或全部者可确诊为代谢综合征。

治疗代谢相关脂肪性肝病有特效药吗

形成代谢相关脂肪性肝病的因素是多种多样的，因此，治疗该病也没有捷径，需要多方面入手，尤其是重建健康的生活方式。① 生活方式干预：结构化的饮食和运动处方是治疗代谢相关脂肪性肝病的基石。建议患者限制超加工食品、高饱和脂肪食物、高糖或高果糖食物、含糖饮料和果汁的摄入，并增加蔬菜和全谷类等高纤维素食物及富含不饱和脂肪酸食物的摄入。增加体力活动，个性化运动处方可以增加体育锻炼的安全性和治疗效果。② 药物治疗：代谢相关脂肪性肝病患者应根据其并存的代谢心血管危险因素和肝损伤情况，选择相应的药物进行干预。优先选择对肝脏有潜在获益的药物，如二甲双胍、吡格列酮等。③ 手术与移植：符合减重代谢手术标准的非硬化性代谢相关脂肪性肝病患者可以考虑应用代谢手术治疗代谢相关脂肪性肝炎和肝纤维化。代谢相关脂肪性肝炎导致的失代偿期肝硬化、慢加急性肝衰竭、肝细胞癌患者可以考虑肝脏移植手术。

为什么精神抑郁症患者容易患脂肪肝

主要包括以下几方面原因。① 代谢异常：抑郁症患者常常伴随着长期的情绪低落和压力，这可能导致身体内部的代谢发生异常。具体来说，长期抑郁会导致肝脏的疏泄功能异常，使得肝脏的代谢能力下降，不能正常运转。这种代谢异常可能会导致肝细胞对脂肪酸的代谢出现障碍，进而使得脂肪在肝脏内堆积，形成脂肪肝。② 饮食和生活习惯：抑郁症患者往往存在饮食问题，如暴饮暴食或食欲下降等。当食欲下降时，他们可能会倾向于选择高糖、高脂肪的食物来获取能量，这种不健康的饮食习惯容易导致脂肪肝的发生。另外，由于兴趣下降和社交减少，抑郁症患者可能缺乏足够的运动，这也会加剧脂肪肝的形成。③ 药物不良反应：抑郁症患者通常需要长期服用抗抑郁药物来治疗疾病。然而，一些抗抑郁药物可能会对肝脏产生不良影响，导致脂肪肝的发生。虽然这种情况相对较少，但仍需引起注意。④ 心理因素的影响：抑郁症患者的心理状态也可能对脂肪肝的形成产生影响。例如，长期的抑郁情绪可能导致身体内部的应激反应增强，进而加重肝脏的负担，容易发生脂肪肝。

综上所述，抑郁症患者容易得脂肪肝的原因主要包括代谢异常、不健康的饮食和生活习惯、药物不良反应以及心理因素的影响等。为了预防和治疗脂肪肝，抑郁症患者需要注意调整自己的饮食和生活习惯，保持积极的心态，并在医生的指导下合理使用药物。同时，定期进行体检和肝功能检查也是非常重要的。

脂肪肝会肝硬化吗

随着物质生活水平的提高，脂肪肝患者越来越多，很多人认为脂肪肝是小病，不需要治疗。其实，这种观点是不科学的。大量的脂肪堆积在肝细胞内影响了肝细胞正常的代谢和氧化功能，久而久之，肝脏细胞也会发生凋亡、肝功能反复异常，星状细胞活化，肝纤维化增生，进而导致肝硬化。相反，及早干预和治疗脂肪肝可以有效为肝细胞减负，恢复正常的代谢功能，做到完全治愈。因此，脂肪肝不可怕，怕的是不理睬它而变成肝硬化。

脂肪肝患者应该进行哪些运动，强度如何

中等强度的有氧运动，运动强度相当于最大吸氧量50%～70%，或最大心率的70%～80%。由于运动的前20分钟的能源利用来自糖，其后则为脂肪，所以需要保持一定的运动时间和量。WHO提倡的简便3、5、7方案：3 000米/30分钟、5天/周、心率为170-年龄。对我们运动有指导意义，但必须是无基础疾病，有其他基础疾病如心脑血管疾病，一定要在医生的指导下运动。

对于肥胖患者，运动可以消耗掉体内多余的脂肪，坚持体育锻炼，能消耗体内热量，控制体重增长，辅助肝脏疾病治疗。特别是非酒精性脂肪性肝炎恢复期的患者

应该选择以锻炼全身体力和耐力为目标的全身性低强度动态运动，也就是通常所说的有氧运动，比如慢跑、中快速步行（115～125步／分钟）、骑自行车、上下楼梯、爬坡、打羽毛球、踢毽子、跳绳和游泳等，这些运动有助于降脂减肥、促进肝内脂肪消退。

如何调整膳食结构，预防发生脂肪肝

随着经济的发展和人民生活水平的极大提高，现在人不仅要吃饱，更是要吃好，要吃出营养，吃出科学，吃出健康。然而，在过去的一个很长时期里人们对营养知识的匮乏，对科学用膳的不了解，不仅没从吃中获得更多的营养素，反而吃出了很多"富贵病"，诸如高脂血、脂肪肝、高血压等代谢综合征相关的疾病。相关研究表明，我国人群膳食结构中营养素的摄取存在的主要问题是，脂肪、盐、糖食过多，而优质蛋白质、矿物质、维生素等却摄入不足。因此我们要改正不良的饮食习惯，形成合理的膳食结构。保证必要的热量、蛋白质和脂肪摄入，减少油炸、高脂肪和高热量食物的比例，忌酒，增加膳食纤维和粗粮的比例，对防止疾病的发生有重要意义。

合理的营养饮食可以提高人体预防疾病的能力，促进疾病的康复。古人云："五谷为养，五果为助，五畜为益，五菜为充，气味合而服之，以补精益气。"这是古人对营养饮食原则的精辟论述。而"虚则补之，药以祛之，食以随之"更进一步指出了疾病除了药物治疗之外，还应重视营养饮食。

脂肪肝患者尤其要注意饮食，提倡高蛋白质、高维生素、低糖、低脂肪饮食。不吃或少吃动物性脂肪、甜食（包括含糖饮料）。多吃青菜、水果和富含纤维素的食物，以及高蛋白质的瘦肉、河鱼、豆制品等，少吃或不吃零食，睡前不加餐。

在不影响患者胃肠功能的情况下，可喝淡的绿茶、普洱茶、菊花茶、山楂茶调节血脂，有助于疾病康复。

埋线减肥是怎么操作的，其治疗原理是什么

埋线减肥不可怕，分两步操作。① 辨证选穴：在中医脏腑经络理论的指导下，根据患者个体差异进行个性化辨证选穴。穴位的选择通常涉及腹部、手臂、背部和下肢等部位。② 消毒与埋线：在严格的无菌条件下，使用一次性埋线针将医用线体快速注入到选定的穴位和部位。

埋线减肥是一种中医针灸减肥的延伸与发展，其原理主要基于中医脏腑经络理论。① 穴位埋线：埋线减肥是通过将可吸收的医用线体，如胶原蛋白线或羊肠线，利用特殊的埋线针快速注入到特定的穴位和部位。这些线体在埋入后会逐渐软化、分解、液化，最终被人体吸收。② 穴位刺激：线体在吸收的过程中，会对穴位产生持久、柔和的良性刺激，从而达到减肥和调理身体的效果。这种刺激可以抑制患者旺盛的食欲和胃肠消化、吸收，减少能量摄入。同时，它还能刺激迟钝的自主神经，增加能量消耗，促进脂肪分解。

为什么瘦者也会得脂肪肝

瘦者也会得脂肪肝，这并非罕见现象，原因如下。① 营养不良：瘦者如果通过过度节食、控制饮食来减肥，可能会导致营养不良。这种营养不良状态会影响身体的代谢功能，引起脂肪代谢异常，从而导致脂肪肝的发生。营养供应不足时，脂肪分解短期内大量增加，而消化酶减少，进一步加剧了脂肪代谢的紊乱。② 遗传因素：遗传因素在脂肪肝的发病中起着重要作用。如果家族中有直系亲属存在血脂代谢异常或脂肪肝，瘦者患脂肪肝的风险会相应增加。基因决定着人体的血脂代谢，当受到遗传基因的影响时会造成脂质代谢异常，导致肝内脂肪的合成与分解失去平衡。③ 饮食结构不合理：即使体重偏瘦，如果饮食结构不合理，长期摄入高热量、高脂肪的食物，也可能导致体内脂肪堆积过多，从而诱发脂肪肝。④ 长期饮酒：瘦者如果长期饮

脂肪肝？可我很瘦啊？

脂肪肝患者

酒，酒精会对肝细胞造成损害，降低肝细胞代谢脂质的能力，从而诱发脂肪肝。酒精还会干扰肝脏的正常代谢功能，影响脂肪的分解和清除。⑤ 药物作用：瘦者由于某些疾病可能需要长期服用某些药物，如激素类药物、四环素片、甲氨蝶呤片等，这些药物可能导致肝脏慢性损伤，影响脂肪的正常代谢，进而引发脂肪肝。⑥ 缺乏运动：缺乏运动会导致身体代谢减缓，脂肪更容易在肝脏内堆积。即使体重偏瘦，如果不爱运动，也可能因为脂肪代谢异常而患脂肪肝。

为什么老年人会得脂肪肝

脂肪肝并非年轻人专属，老年人患脂肪肝的发病率也很高，究其原因，包括以下几个方面。① 饮食不当：老年人若长期食用高热量、高脂肪、高糖分的食物，如动物内脏、蛋黄、肥肉以及高淀粉类食物，会导致体内热量过多，消耗不掉的部分会转化为脂肪，加重肝脏负担，引起肝细胞变性，从而增加脂肪肝的患病风险。② 缺乏运动：老年人如果不喜欢运动或运动量很少，摄入的热量无法被完全消耗，会导致血脂升高，进而引发脂肪肝。适度的体育锻炼有助于控制体重、改善代谢，防止脂肪在肝脏中过度积聚。③ 药物因素：一些药物可能会对肝脏产生不良影响，如非甾体抗炎药、抗高血压药等，长期使用可能增加患脂肪肝的风险。老年人应避免长期服用此类药物，必要时可在医生指导下换药。④ 长期饮酒：酒精会干扰肝脏的正常功能，导致脂肪在肝脏中沉积。老年人长期饮酒会增加患脂肪肝的风险。因此，老年人应避免过量饮酒，尽量清淡饮食。⑤ 高脂血症：高脂血症是指血液中脂质水平升高的情况，如高胆固醇和高甘油三酯水平，这些都会增加脂肪肝的患病风险。老年人可以遵医嘱服用降血脂药物来缓解症状。⑥ 遗传因素：有些老年人可能会患上一些遗传性脂肪代谢障碍疾病，如家族性高胆固醇血症等，这些疾病也可能导致老年人出现脂肪肝。⑦ 不良的生活习惯：老年人的生活习惯，如吸烟等，也可能导致人体代谢功能减弱，使肝脏处理脂肪的能力减弱，从而增加患脂肪肝的风险。⑧ 疾病因素：老年人的身体免疫功能较差，易患上糖尿病、高血压、心脏病等疾病，这些疾病都会对肝脏造成不同程度的损害，导致肝脏过多储存脂肪。

总结来说，老年人得脂肪肝的原因多种多样，包括饮食、运动、药物、饮酒、遗传、生活习惯和疾病等多个方面。因此，老年人应该注意保持健康的生活方式，如均衡饮食、适度运动、避免过量饮酒和长期服药等，以预防脂肪肝的发生。如果出现脂肪肝的症状，应及时就医，通过药物治疗、饮食调节等方法来治疗脂肪肝。

为什么说奶茶不是健康食品

在大都市，由于工作节奏较快，尤其青年人的压力较大，因此，奶茶这种调制饮料越来越受到大众的喜爱。口感甘甜，花样繁多，冬季暖胃，夏季冰爽，还有提神醒脑的作用，因此，喝奶茶蔚然成风。但是，殊不知这甜蜜也会带来很多健康隐患。① 奶茶并非是牛奶＋茶，而是含有大量的由椰子油制成的奶精和茶汤勾兑而成，其中含有大量的糖和反式脂肪酸，长期饮用容易引起胆固醇超标，血脂升高，尿酸升高，不利于青少年的生长发育，易引起肥胖和性早熟。② 饮用奶茶后，心率加快，血液升高，人处于兴奋状态，会增加心血管疾病的发生风险，这是因为奶茶中咖啡因的含量非常高，一杯奶茶是一罐红牛的 8 倍。③ 奶茶中的酸性物质会影响肠胃，容易引起胃酸胃胀，长期喝可能会引起胃肠道病变。④ 为了保鲜，大部分奶茶在制作时会添加一些防腐剂，长期饮用对人体是有危害的。⑤ 奶茶中的辅料，如珍珠属于碳水化合物，热量较高，一份珍珠大约是一碗米饭的热量，喝一杯全糖珍珠奶茶相当于 710 卡路里，少糖的珍珠奶茶是 650 卡路里，半糖的珍珠奶茶是 600 卡路里，无糖的珍珠奶茶也达到 510 卡路里。对比一下，一瓶 550 mL 雪碧的热量是 250 卡路里，一瓶 1 000 mL 冰红茶的热量是 360 卡路里，可见，奶茶的热量非常高，对于糖尿病或者是肥胖的患者尤其不适合。因此对于特别喜欢喝奶茶的人群，鉴于自身情况，应该做出适当的取舍。

肝病患者适合饮用咖啡吗

相对于奶茶，咖啡是一种更为健康的提神饮料。有人说，喝了咖啡会心慌、失眠、胃部不适等问题。我们来看看咖啡的本质。咖啡里最主要的活性物质是咖啡因，咖啡因会加快心率、增强心肌收缩、升高血压等。有研究表明，正常喝咖啡不仅不会提高心血管疾病的发病率，反而会降低心血管疾病的风险。咖啡中含有抗氧化剂，这是人体最重要的生物活性物质，具有促进人体新陈代谢，因此适合脂肪肝患者，能提高基础代谢率。还有报道咖啡有抗纤维化的作用。因此，慢性肝病患者也适合饮用咖啡。

咖啡不是完美的，我们需要科学面对。有数据表明，对于消化性溃疡和手术恢复期的患者，咖啡有可能延迟溃疡的愈合。咖啡中含有单宁酸，长期饮用会出现牙齿变黄。咖啡豆中含有草酸，长期饮用容易出现钙质流失，发生骨质疏松。速溶咖啡含有植脂末和糖，不做推荐。因此，享用咖啡应根据个人的身体状况和习惯，适量不贪杯（每天不超过 200 ml），酌情增加牛奶补充钙质，不负美味，健康无虞。

司美格鲁肽的适应证是什么，有什么不良反应

司美格鲁肽是一种由丹麦制药商诺和诺德研发生产的药物，主要用于治疗 2 型糖尿病（T2DM）患者的血糖控制和体重管理。2017 年获得美国食品与药物管理局（FDA）的批准主要用于治疗 T2DM 患者的血糖控制。随后，FDA 再次批准司美格鲁肽用于伴有心血管疾病的 T2DM 患者以降低相关疾病风险。2021 年，司美格鲁肽在中国内地获批用于治疗 T2DM 及降低 T2DM 合并心血管疾病患者的心血管不良事件风险。2024 年 6 月，中国国家药品监督管理局（NMPA）批准了司美格鲁肽用于长期体重管理的上市申请，使其成为首个用于该目的的胰高糖素样肽-1 受体激动剂（GLP-1RA）周制剂。

常见的不良反应包括胃肠道反应，如恶心、腹泻和呕吐，这些反应通常是短暂的。在动物实验中，司美格鲁肽被发现可能增加患甲状腺髓样癌的风险，因此禁用于有甲状腺髓样癌既往史或家族史的患者。使用司美格鲁肽后，抑制食欲和减重效果可能会逐渐降低，停药后如果不注意饮食和运动，体重可能会反弹。因此，建议在医生的指导下进行规范治疗。

尿酸升高人群的膳食应该注意什么，
哪些食物属于低嘌呤饮食

低嘌呤饮食是痛风和高尿酸血症患者必须遵循的饮食方式，通过合理选择食物和控制饮食，有助于控制尿酸水平，减少痛风发作的风险。

（1）应供给足量的碳水化合物和脂肪，蛋白质和盐量要控制摄入。

（2）每日饮水量应保持 2 000～3 000 毫升，以增加尿量。

（3）蛋白质每日摄入量 0.8～1.0 g/kg 体重为宜，以牛奶和鸡蛋为主。

（4）烹调方法多用烩、煮、熬、蒸等，少用煎、炸方法。

（5）多选用富含维生素 B_1 及维生素 C 的食物。

（6）禁用肝、肾、脑、蛤蜊、蟹、鱼、肉汤、鸡汤等高嘌呤食物。

（7）禁止饮用啤酒、浓茶。

低嘌呤饮食是指每 100 克食物中含有的嘌呤小于 25 毫克的饮食，主要适用于痛风和高尿酸血症患者。食物分类如下。① 主食：包括大米、小米、面粉以及其制品，如馒头、饼干等。② 奶类和蛋制品：鲜奶、酸奶、奶粉、鸡蛋、鸭蛋等。③ 蔬菜：青菜类（如卷心菜、白菜、芹菜、黄瓜、冬瓜等）、萝卜（如白萝卜、胡萝卜等），以及其他如土豆、芋艿、甘薯等。④ 水果：各种鲜果及干果、果汁、果酱等。⑤ 饮料：淡茶、矿泉水、麦乳精、果冻等。⑥ 其他：各种油脂和糖类（虽不含嘌呤，但需适当选用）、蜂蜜、猪血、鸡血、鸭血、海蜇等。

篇 八

酒毒伤肝

典型病案 ｜ 药酒还是毒酒

什么是酒精性肝病，如何进行调养

乙醇损伤肝脏的机理是什么，如何解酒护肝

酒精性脂肪肝可以逆转吗，什么是戒断综合征

服用药酒有哪些注意事项

……

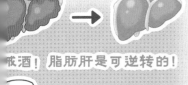

戒酒！脂肪肝是可逆转的！

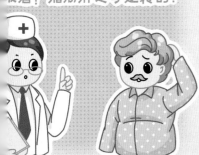

| 典型病案 |

药酒还是毒酒

患者情况：唐某，男，65 岁，退休。

诊疗经过：患者年轻的时候体检发现乙肝小三阳，但是肝功能一直都正常，所以没有用药治疗。一个夏季的中午患者吃了两块冰西瓜，一个小时后觉着肚子拧着痛，干呕了几下，没有吐出什么东西，肚子一阵阵咕噜噜的响，拉肚子，一次两次……一共 8 次，2 天后，患者感觉自己的嘴巴闭不拢，吃饭总是漏出来，照镜子发现嘴巴歪了，走路也没有力气，两条腿软绵绵的，老伴陪他去县医院，神经内科医生做了必要的检查，诊断为面瘫，建议吃营养神经的药，最好针灸治疗一段时间。患者吃药一个月病情没有改观。听朋友介绍，患者去私人诊所配了药酒，服用两个月，早晚各 1 次。药酒是配好的，深棕色，有点麻，但是具体什么成分不知道，渐渐的，患者感觉腿有点力气了，嘴巴还是不好，再坚持服用一段时间。一个月后，患者的老问题还在，但是出现了新状况，两条腿肿得像馒头，按下去就是个坑，小便颜色像浓茶水。患者来到某三甲

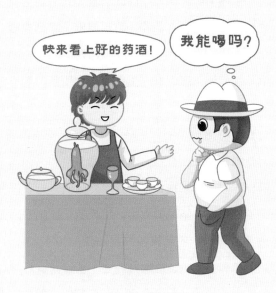

快来看上好的药酒！

我能喝吗？

喝药酒需慎重

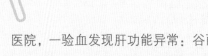

医院，一验血发现肝功能异常：谷丙转氨酶 1 172 U/L，谷草转氨酶 1 351 U/L，总胆红素 152 μmol/L，是慢加急性肝衰竭，大量肝细胞坏死。患者当天就住院了，在医院辗转住院四个多月，最后还是不幸离世。

什么是酒精性肝病，如何进行调养

酒精性肝病（alcoholic liver disease, ALD）是由于长期大量饮酒导致的肝脏疾病。初期通常表现为脂肪肝，进而可发展成酒精性肝炎、肝纤维化和肝硬化。其主要临床特征是恶心、呕吐、黄疸，可有肝脏肿大和压痛，并可并发肝功能衰竭和上消化道出血等。严重酗酒时可诱发广泛肝细胞坏死，甚至肝功能衰竭。

酒精性肝硬化患者的养生防治原则：立刻戒酒，防止病情进一步加重。积极保肝治疗，增强抵抗力，杜绝其他肝病的发生。

酒精性肝硬化患者补充蛋白质可食用蛋、奶、鱼、瘦肉和豆制品；补充维生素宜多食新鲜蔬菜和水果。特别注意补充 B 族维生素和维生素 A、维生素 C。如伴便秘者，可食用香蕉、蜂蜜、芝麻、麻油等保持大便通畅，减少氨的积聚，防止肝昏迷；应绝对禁酒和刺激性食物，少食肥腻多脂和高胆固醇食物；有腹水时应低盐或忌盐饮食；肝昏迷时，应禁食；根据食管静脉曲张的程度分别给予流质或半流质或软食，忌食坚果、油炸以及坚硬的食物，出现消化道出血时则应暂时禁食。晚期肝硬化并有肝昏迷前驱症状者，应严格限制蛋白质的摄入。此外含有廿碳五烯酸的沙丁鱼、青花鱼、秋刀鱼和金枪鱼，能够抑制血小板聚集，肝硬化患者的凝血因子生成障碍，血小板计数本来就较低，若进食含廿碳五烯酸多的鱼，血小板的凝集作用减低，容易引起出血，所以尽量不食用。从中医角度讲海鱼均为发物，应该避免食用。此外，羊肉、狗肉、韭菜、韭黄等热性食物以及咸鱼、咸肉等过咸的腌制品等也不宜食用。古代医籍中对食物也有记载。《本草经疏》中指出韭菜："胃气虚而有热者勿服。"《本草求真》亦云："火盛阴虚，用之为最忌。"对于酒精性肝硬化患者来说，多有阴虚内热的表现，应当忌食之。同时韭菜里坚韧的粗纤维不易被胃肠消化吸收，这对肝硬化胃气虚弱之人也极为不利；而腌腊制品本身含盐量比普通食品高出很多倍，酒精性肝硬化患者食用后极易产生腹水，应该禁食。

鸡蛋，唐代孟诜曾说："鸡子动风气，不可多食。"《随息居饮食谱》亦云："多食动风阻气，……疸、痞满、肝郁，皆不可食。"对于肝硬化患者来说鸡蛋是经济又有效地补充蛋白质的最佳之选，但不可多食。鸡蛋性平，味甘，虽有滋阴润燥、益气补血的作用，但多食会增加消化系统的负担。尤其是鸡蛋黄切不可多食之，以每天 1 个鸡蛋或 2 个鸡蛋白为宜。

《本经逢原》中记载蚕豆："蚕豆性滞，中气虚者食之，令人腹胀。"虽其性平，味甘，具有健脾利湿的作用，但又有难以消化之弊。必须适时选食，其他豆类食品的选用也要根据患者的体质，若存在腹胀、嗳气者要慎选或暂时停止食用，面食等产气食物也如此。

为什么说"肝炎＋酒，说走就走"；为什么女性饮酒更容易导致肝损伤

这是因为乙醇可以促进乙肝病毒和丙肝病毒在体内的复制，因此，当酒精性肝病患者合并乙肝／丙肝感染时，肝损伤常常比较严重，而且进展很快，预后比较差，这种情形在我国非常普遍。流行病学调查数据显示，在酒精性肝硬化患者中，丙肝抗体阳性率高达 40%～50%，明显高于一般人群。肝炎患者发生肝癌的 10 年累计发生率大约为 81%。因此，乙肝和丙肝患者应该引起足够的重视，切不可贪杯。

原因如下。① 女性对乙醇的易感性较男性高 2～4 倍。通常男性常年饮酒折

合乙醇量平均 40 g/d 才造成肝损伤，而女性一般只需 20 g/d 就可以发展为肝硬化。② 女性体内乙醇脱氢酶水平和某些抗氧化酶水平较低，导致乙醇及其毒性代谢物容易蓄积。③ 雌激素可以增加肝脏对内毒素损伤的敏感性。

乙醇损伤肝脏的机理是什么，如何解酒护肝

乙醇主要在肝脏代谢，在此过程中会产生毒性更大的代谢产物——乙醛和过氧化物，消耗机体大量的抗氧化物，打破机体氧化、抗氧化的平衡，因此，长期或大量饮酒将导致肝内乙醛和过氧化物大量产生，进而影响肝脏的结构和功能，产生酒精性脂肪肝、酒精性肝炎、肝纤维化甚至酒精性肝硬化。

现代人的生活压力大，喝酒应酬在所难免，但是我们可以通过饮酒前后的调护来减少乙醇的吸收。

饮酒前，不要空腹饮酒，因为空腹时酒精吸收的较快，可以多吃些水溶性的淀粉类食物或喝些牛奶，保护胃黏膜，延长乙醇在体内的吸收时间。饮酒时，首先应避免和碳酸饮料（可乐、雪碧等汽水）一起喝，这类饮料中的部分成分能加快身体内酒精的吸收。慢慢饮酒也能促进乙醇的分解，缓解在体内堆积。因为饮酒后 0.5～2 小时血液中乙醇浓度可达到顶峰，若放慢饮酒速度，体内就可有更多的时间来分解乙醇，从而减轻对肝脏的损伤。多吃绿叶蔬菜和豆制品能增加抗氧化的作用，补充维生素，此外豆类中的卵磷脂有保护肝脏的作用。饮酒过程中，适量吃些高蛋白、高纤维素饮食，尤其应补充维生素 B 族、维生素 A、维生素 C、维生素 K 及叶酸等。

以下介绍几种简便有效的蔬果解酒法。

（1）芹菜汁。芹菜中含有丰富的 B 族维生素，能分解乙醇。饮酒后取芹菜适量洗净切碎榨汁，饮用具有缓解酒后头痛脑涨、颜面发红等不适的作用。

（2）西红柿汁。西红柿汁富含特殊果糖，能促进乙醇的分解吸收。饮酒后可取西红柿适量洗净切碎榨汁饮用。

（3）荸荠汁。对于烈性酒醉酒者，取荸荠 10 余只，洗净切碎榨汁后饮用。

（4）蜂蜜水。蜂蜜中含有一种特殊的果糖，可以加速乙醇的分解吸收。饮酒后特别是饮用红酒后，可取蜂蜜适量，温水冲服。

（5）新鲜葡萄。新鲜葡萄中含有丰硕的酒石酸，能与乙醇相互作用，进而形成酯类物质，降低体内乙醇浓度，达到解酒的目的。

（6）香蕉。饮酒后吃 1～2 根香蕉，能增加血糖浓度，从而使乙醇在血液中的浓度降低，达到解酒的目的，同时也能减轻心悸、胸闷等症状。

总之，要尽量减少乙醇的摄入量，减轻其对肝细胞的损伤，以达到护肝的目的。

酒精性脂肪肝可以逆转吗，什么是戒断综合征

早期的脂肪肝是可逆的，摄入乙醇后 2 天内就可以出现肝脂肪变性，在禁酒 2～4 周后脂肪变性就可以消退。每日摄入乙醇 60 g 以上的患者，几乎都会患有脂肪肝。因此，对于酒精性脂肪肝，戒酒是唯一肯定有效的治疗方法。对尚无纤维化的轻型患者，戒酒后临床和病理改变可在数周至数月内明显改善。

戒酒是酒精性肝病的首要治疗措施，可明显改善患者的预后。然而，戒酒的过程应该注意循序渐进，警惕发生戒断综合征。临床表现包括四肢抖

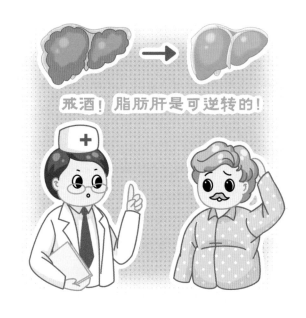

脂肪肝可能逆转吗？

动、出汗、肌肉抽搐、癫痫样痉挛发作等。严重的患者还会出现胡言乱语、震颤等症状，应前往专科医院配合药物及心理疏导，维持戒酒，最终做到长期戒酒。

合并酒精性肝病的乙肝/丙肝患者
可以抗病毒治疗吗

对于酒精性肝病合并 HBV 或 HCV 等肝炎病毒感染者，建议戒酒至少六个月以上再开始抗病毒治疗。这是因为饮酒可妨碍对病毒性肝炎病情的观察，并使病毒性肝炎病情趋于恶化，会使抗病毒治疗的效果下降。

服用药酒有哪些注意事项

酒与医有不解之缘，繁体"醫"字从"酉"，酉者酒也。古往今来，将强身健体的中药与酒"溶"于一体的药酒，能充分发挥其防治疾病、延年益寿的药效。《黄帝内经》有"汤液醪醴论篇"，"醪醴"即药酒。药酒虽历经数千年而不衰，医家之所以喜好用酒，是取其善行药势而达于脏腑、四肢百骸之性，故有"酒为百药之长"的说法。药酒中多选用补血益气、滋阴温阳的药物，可广泛应用于各种慢性虚损性疾患，风湿类疾病效果尤佳，对于虚损及老年人具有抗衰老、延年益寿的功效。然而，是药必有偏性，药酒并非人人可服。

服用药酒需要因人而异，包括两个方面。① 一定要适合病情，有针对性服用，药酒偏于温补，适合于慢性虚损性疾病，例如冠心病心阳不足、心气不足的老年患者，类风湿寒湿痹阻患者，尤其适合。相对而言，感冒或是炎症早期，急性病不适合药酒治疗。② 一定要适合体质。药酒偏于温补，因此，体质虚寒患者、慢性虚损患者、老年体虚者适合。长期饮酒的患者体内湿热较盛（舌苔黄腻），糖尿病阴虚内热

（舌红无苔或苔少）患者以及敏感体质的人都不适合。③ 注意基础疾病。肝病患者不建议饮用药酒，这是由于他们的肝脏解毒能力降低，饮酒后酒精在肝脏内大量积聚，使肝细胞受损伤而加重病情。慢性肝炎患者继续饮酒会导致慢性酒精中毒和肝硬化。有报道对 296 名无症状的乙肝携带者进行试验，当受试者每天饮用酒精低于 60 克时，大多数乙肝携带者出现肝功能异常，而正常人在每天饮入酒精量大于 80 克时仅少数人出现轻微的肝功能异常。当每日饮入酒精量在 60～80 克时，乙肝携带者的肝功能会出现明显的损害，而正常人的肝功能没有出现变化。④ 注意配方。正规药酒的药物选择和配比都遵照配伍规律，可以减毒增效。切忌随意调配中药，浸泡药酒饮用，不合理的配伍有可能降低药物的功效，增加不良反应，严重的还可能引起中毒。

因此，合理使用药酒需要适合自己的身体状况，要有针对性，不可乱饮，否则会适得其反，有碍健康。

为什么酒精性肝病患者常常营养不良，什么是合理饮酒

因为乙醇可以提供一定的能量，长期饮酒的人往往只吃简单的小菜，主食吃的很少，这样多不能保持正常的饮食结构，因此常有蛋白质、维生素及其他多种营养物质的缺乏。研究显示，大约有 75% 以上的酒精性肝病患者存在不同程度的营养不良。死亡危险与营养不良的程度密切相关。因此，积极纠正营养不良是基础的治疗措施，建议尽量选择肠道营养，适宜高蛋白、低脂饮食，适当补充维生素 B、维生素 C、维生素 K 及叶酸等物质。提倡早餐和夜宵多次进食。

现代研究证明，长期过量饮用高度的酒可使肝细胞反复发生脂肪变性、坏死和再生，最终导致肝纤维化和肝硬化的发生。《本草求真》曾指出：“酒，其味有甘有辛，有苦有淡，而性皆热。若恣饮不节，则损烁精，动火生痰，发怒助欲，湿热生病，殆不堪言。”

（1）注意饮酒量：少量饮红酒或黄酒对于健康人来讲，可以预防心脑血管疾病的发生，抗氧化，但大量饮酒与酒精性肝硬化的发生有密切关系。乙醇会损伤肝脏主要是因为乙醇本身和其代谢产物乙醛。正常人每日的乙醇摄入量最好控制在 160 g 以内，少于 80 g 较为安全，大于 160 g 则较易发生肝损伤。

（2）注意饮酒方式：不良的饮酒方式也易引起酒精性肝硬化。一次大量饮酒的危害性远远大于小量分次饮酒，每日饮酒的危害性也比间断饮酒大。

（3）注意不同个体对酒精的耐受度：不同性别诱发酒精性肝硬化的程度不同。女性与男性相比更敏感，即使每日的乙醇摄入量较低，也可引起肝损伤。

总之，饮酒可导致肝超微结构的损伤，酒中的乙醇可激活淋巴细胞，增加乙型、丙型肝炎病毒的致病性，增加内毒素的致肝损伤毒性；炎症时肿瘤坏死因子（TNF）、白细胞介素（TL）等细胞因子增加；乙醇及其代谢产物对免疫调节的作用有直接影响，可使免疫标记物改变。同时脂质过氧化可促进胶原形成；使贮脂细胞变成肌成纤维细胞，合成层黏蛋白、胶原的 mRNA 含量增加，合成各种胶原；酒中含有铁，铁的摄入和吸收增加，铁颗粒沉着在肝细胞内，刺激纤维增生，加重肝硬化。

计算酒精摄入量并不是按饮酒的量直接计算，而是要套用以下的公式，即摄入的酒精量（克数）＝饮酒量（毫升数）× 含酒精的浓度（%）×0.8。例如，一次喝 45度（45%）的白酒 100 毫升，摄入的酒精量就达 36 克（100×45%×0.8）。有研究表明，连续 5 年以上每天摄入酒精超过 40 克（8 钱），即累计 73 kg 以上，有 48% 会患上不同程度的酒精性肝病；而饮酒年数大于 5 年，酒精总摄入量超过 100 kg 的酗酒人群中，患病比例更大。当然不是一个绝对的计算方法，其实酒精对人的影响还要考虑个体差异，包括性别因素，女性较男性对酒精更为敏感，因此必须量力而饮。另外原有其他肝病的患者对酒精的耐受更差，必须绝对禁酒。

肝占位就是肝癌吗，体检发现肝占位怎么办

与肝脏肿瘤相关的肿瘤指标有哪些

肝癌前病变是什么，如何预防肝癌

什么是射频消融，什么是介入治疗，什么是预防性介

入治疗

什么是靶向治疗，常用的靶向药物有哪些

……

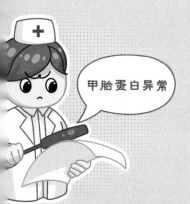

甲胎蛋白异常

| 典型病案 |

真真假假难分辨，假者自假真自真

患者情况：刘某，男，55 岁，安徽人，个体业主。有乙肝病史多年。

诊疗经过：2012 年患者来上海工作，做小生意。有一次跟朋友聚会饮酒，第二天就感觉肝区隐隐作痛，到医院检测发现肝损伤，谷丙转氨酶 157 U/L，谷草转氨酶 246 U/L，甲胎蛋白大于 1 000。医生进一步做了详细检查，发现 HBsAg 阳性，HBV–DNA 1.89E+06 IU/mL，上腹部增强 CT：早期肝硬化。在医生的建议下，开始服用恩替卡韦抗病毒治疗。患者开始戒酒，每半年来医院检查身体。肝功能，B 超，肿瘤指标，随访十年，病情稳定，指标都正常。2022 年患者诊断为高血压、糖尿病，服用二甲双胍后，血糖恢复正常。2023 年 12 月，患者照例复查，肝功能正常，甲胎蛋白 4.17，常规腹部 B 超提示肝内多发肝硬化结节。因此，进一步检测上腹部增强核磁共振，结果提示：肝右叶Ⅷ段、Ⅵ段、尾状叶有三处异常信号灶，恶性可能大。患者接受医生建议做肝右叶两处病灶手术切除，尾状叶结节行射频消融治疗。术后病理提示：肝细胞癌。

这则病案提示：对待甲胎蛋白，既不应该过分迷

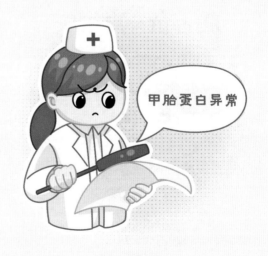

重视异常指标

信，也不应该忽视它。对于有病毒性肝炎、肝硬化等肝癌高危人群，定期进行检查有重要的意义，尤其对于甲胎蛋白阴性的高危人群，结合影像学、血清标志物等综合判断有助于肝癌的早期诊断。

肝占位就是肝癌吗，体检发现肝占位怎么办

　　肝占位≠肝癌。肝脏占位性病变是一个比较笼统的称呼，它包括良性的肝占位和恶性的肝占位。常常在体检中通过超声、CT、磁共振检查发现，可见肝实质上出现异常回声区或者密度区。实际上，在体检当中发现的肝占位绝大多数都属于良性的占位性病变，临床当中最常见的就是肝囊肿、肝血管瘤。当然，还有一些比较少见的良性肝占位性病变，如局灶结节增生、肝腺瘤、炎性假瘤、肝紫癜病等。这些良性的肝占位在不同人群中的发生率有所不同。

　　恶性的肝占位性病变包括原发性肝细胞癌、肝内胆管癌、肝母细胞瘤、肝脏肉瘤、淋巴瘤以及各种转移性肝癌等。在恶性的肝占位性病变中，以原发性肝细胞癌和转移性肝癌发生率最高。

　　发现肝脏占位应该进一步检测明确占位的性质。除了肝穿刺病理

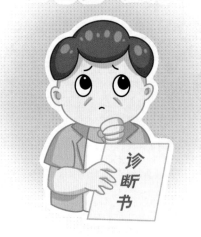

肝占位＝肝癌？

活检，目前临床检查中最准确的检查方法就是增强磁共振（包括普美显核磁共振）的检查。有经验的影像中心磁共振的影像学诊断结果与肝占位病理符合度能够达到 90% 以上。除了增强磁共振检查外，还需要进行肿瘤标志物的检查，并且结合患者的既往肝病病史，合并的基础疾病以及家族史进行综合判断。

肝囊肿和肝血管瘤是肿瘤吗，需要手术治疗吗

有些患者在 B 超检查中会查出肝囊肿，或大或小，数量不一，疑问随之而来，囊肿是肿瘤吗？良性的还是恶性的？要手术切除吗？其实，这样的担心大可不必。通常认为，肝囊肿是先天形成的，不属于肿瘤范畴，更不存在恶性一说，一般情况下，体积不会改变。此外，如果肝囊肿的数量非常多，多数合并脾脏或肾脏内也有多发的囊肿，要警惕这样的病，先天性多囊肝、多囊肾、多囊脾，这种囊泡会随着年龄的增大而增大，但进展非常缓慢，后期可出现肝功能、肾功能的异常。

无症状的先天性肝囊肿十分常见，大约 20% 的人群会发生肝囊肿，女性多发。较小而无症状的肝囊肿无须处理；体积较大，有明显症状或影响肝功能者可适当治疗。① 对不太大的、与胆管不相通的肝囊肿，可以选用超声引导下经皮囊肿穿刺抽液并注射硬化剂治疗。② 较大的肝囊肿，如症状不能耐受，或影响肝功能，可用手术将部分囊壁切除，即囊肿开窗引流术，凡囊液清而无胆汁者，可以使用这个方法，使囊液引流至腹腔，由腹膜吸收。③ 如果病变局限于肝的一叶，也可考虑肝叶切除。腹腔镜手术为微创手术，可以使用。

肝血管瘤是肝脏内的良性肿瘤，没有什么特殊的症状，往往在体检的时候发现。内部结构类似于海绵状，腔内常有血栓，缺乏纤维结缔组织，因此，肝血管瘤质地软。肝血管瘤多为先天性，可发生于任何年龄，女性居多。雌激素可能促进其发展，月经期和孕期可增大。需要注意的是，肝血管瘤与 AFP 阴性的原发性肝癌和转移性肝癌容易混淆，应十分谨慎，密切随访。小的肝血管瘤无须治疗，大的血管瘤可以手

术切除。

与肝脏肿瘤相关的肿瘤指标有哪些

肝脏恶性肿瘤可分为原发性和继发性两大类。原发性肝脏恶性肿瘤起源于肝脏的上皮或间叶组织，前者称为原发性肝癌，在我国是高发的、危害极大的恶性肿瘤；后者称为肉瘤，与原发性肝癌相比较较为少见。继发性或称转移性肝癌系指全身多个器官起源的恶性肿瘤侵犯至肝脏。一般多见于胃、胆道、胰腺、结直肠、卵巢、子宫、肺、乳腺等器官恶性肿瘤的肝转移。

1. 原发性肝癌肿瘤标志物

肝癌血清标志物检测：① 血清甲胎蛋白（AFP）测定对诊断本病有相对的特异性。放射免疫法测定持续血清 AFP ≥ 400 μg/L，并能排除妊娠、活动性肝病等，即可考虑肝癌的诊断。临床上约 30% 的肝癌患者 AFP 为阴性，如同时检测 AFP 异质体，可使阳性率明显提高。② 血液酶学及其他肿瘤标志物检查肝癌患者血清中 GGT 及其同工酶、异常凝血酶原、碱性磷酸酶、乳酸脱氢酶同工酶可高于正常，但缺乏特异性。

胆管细胞癌是指发生于肝内胆管（即左、右肝管第 1 级肝内分支以上）的癌肿，属原发性肝癌的一种。常见 CEA、CA19-9 升高。

2. 继发性肝癌肿瘤标志物

大多数继发性肝癌患者的肿瘤标志物在正常范围内，但少数来自胃、食管、胰腺及卵巢的肝转移癌则可有 AFP 的升高。有症状者多伴有碱性磷酸酶（ALP）、GGT 升高。CEA 升高有助于肝转移癌的诊断，结直肠癌肝转移时 CEA 的阳性率高达 60% ～ 70%。

什么叫早期肝癌，肝癌就是肝细胞癌吗

早期肝癌主要是指两种情况：① 单一肿瘤，肿瘤直径小于 5 cm；② 三个以下的肿瘤，每个直径小于 3 cm。早期肝癌预后好，患者可以接受外科手术切除、射频消融、肝移植治疗，5 年生存率达到 50%～70%，部分患者可以达到治愈。

肝癌和肝细胞癌（HCC）不完全一样，二者有区别也有联系。肝癌可以分为两大类：原发性肝癌和转移性肝癌。由于肿瘤细胞来源不同，原发性肝癌包括肝细胞癌和胆管细胞癌以及混合癌。其中，肝细胞癌是原发性肝癌的主要组成部分。胆管细胞约占原发性肝癌的 5%。胆管细胞癌的发病率远低于肝细胞癌，患者常常没有肝硬化或病毒性肝炎的基础。恶性程度较高，生存期比较短，预后不良。华支睾吸虫可引起肝内胆管细胞癌。

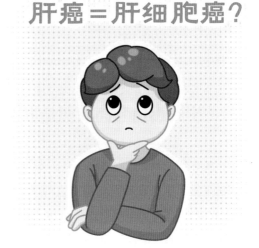

肝癌？肝细胞癌？

肝细胞癌的病因有哪些

据统计，按照发病率排序，肝细胞癌是我国第 5 位恶性肿瘤。死亡风险位居第二。肝细胞癌的发生与下列因素相关。

① 病毒性肝炎。乙肝、丙肝是造成肝硬化和肝细胞癌的最重要原因。我国肝细胞癌患者中，HBV 阳性者占 53%，HCV 阳性者占 25%，合计达到 78%。HBsAg 持续阳性的人，肝癌相对危险性为阴性者的 10～50 倍。有研究提示，乙肝病毒的 X 蛋

白与肝癌关系密切。② 黄曲霉毒素。世界卫生组织国家癌症研究所认为，黄曲霉毒素是人类的致癌剂。发霉的玉米和花生含有大量的黄曲霉毒素。摄入越多的黄曲霉毒素，肝癌的死亡率就越高，二者呈正相关。有动物实验也证实，黄曲霉毒素可以诱发肝癌。③ 饮酒。北方人多饮酒，尤其是有饮用白酒的风俗，白酒性烈，乙醇含量高，与肝癌有关。④ 饮水污染。我国肝癌高发的农村地区与饮水污染有密切关系。已证实池塘水或宅沟水中的水藻毒素——微囊藻毒素是一种促癌因素。

肝癌是多因素多阶段形成的，各种环境因素与遗传易感性相互作用，是肝癌得以发生的重要基础。

甲胎蛋白升高表明是肝癌吗，什么是甲胎异质体

甲胎蛋白（AFP）是目前临床上诊断原发性肝癌最常用、最重要的血清学标志物。1956 年科学家在胎儿血清中发现了一种单链糖蛋白，由肝脏、卵黄囊、胃肠道产生和分泌，命名为甲胎蛋白。健康成年人血清 AFP 水平低，但肝细胞恶变后可重新获得表达能力，因此，对于高危人群动态监测血清 AFP 水平，有助于早期发现肝细胞癌。什么情况下 AFP 会出现阳性呢？临床常见以下三种情况。

（1）孕妇：胎儿的肝细胞没有发育（分化）完全，分泌的 AFP 量很大，所以孕妇的 AFP 会阳性。孕妇在分娩 1 年后体内的 AFP 就会恢复正常。

（2）急性肝损伤：各种原因导致的肝功能急性损伤发生时，会出现大量的肝细胞坏死，与此同时，肝脏的再生和修复也启动了，新的肝细胞大量生成，AFP 也随之升高，一般情况下，AFP 升高缓慢，随着病情的恢复也逐渐恢复正常。正是利用这一原理，AFP 是评估肝衰竭预后的重要指标。

（3）肝细胞癌：肝癌是尚未分化的肝细胞，肿瘤细胞的大量生长，伴随着大量分泌 AFP。一般情况下，AFP 进行性上升，或者异常升高到正常值的 20 倍以上，高度怀疑肝细胞癌的可能。此外，肝癌的诊断需要影像学或病理学提供有力的证据。

综上所述，AFP 检测异常，并非都是肝癌。AFP 检测正常也不能绝对排除肝癌。需对 AFP 动态分析，同时辅以 B 超或 CT、磁共振等影像学检查。

甲胎蛋白异质体对于伴有 AFP 升高的原发性肝癌与良性肝病（急、慢性肝炎，肝硬化等）的鉴别诊断具有重要意义。常以 LCA-R 占 25% 作为鉴别诊断的界线。正常值为每升血内 AFP 含量不超过 20 微克。异常结果：LCA-R ≥ 25% 者有 80%～90% 的可能是原发性肝癌，低于此值者为良性肝病。需要检测的人群包括原发性肝癌、肝硬化、黄疸、腹水、肝癌等症状的人。

为什么说异常凝血酶原也是肝细胞癌的肿瘤标志物

异常凝血酶原（DCP）是在维生素 K 缺乏时，由肝脏产生的一种无生物活性蛋白。1984 年，首次发现肝细胞发生癌变后，也会大量产生这种无活性的异常凝血酶原，因此已获得公认是另一个肝细胞癌的肿瘤标志物，有助于肝细胞癌的辅助诊断。目前，DCP 敏感性为 60%，特异性约为 95%。DCP 也有假阳性，服用抗凝血药的患者会出现异常凝血酶原升高，应注意结合影像学和病史加以鉴别。

微小RNA是什么，高尔基体糖蛋白73是
肝癌的肿瘤指标吗

血浆异常表达的微小 RNA（miRNA）可以作为肝癌的标志物。复旦大学附属中山医院肝癌研究所的一项研究检测了 934 例参与者，包括健康受试者、慢性乙肝患者、肝硬化患者和乙肝相关肝癌患者血清样本 miRNA 的水平。研究结果发现，不管肝癌分期如何，包含 miR-122、miR-192、miR-21、miR-223、miR-26a 和 miR-801 在内的一组 miRNA 能够准确识别出肝癌患者，诊断的敏感性为 82%，特异性为

84%。该组 miRNA 同样准确区分了肝癌患者与健康受试者、慢性乙肝患者或肝硬化患者。因此，miRNA 可作为一种新的肝癌肿瘤标记物运用于临床，尤其适用于甲胎蛋白阴性的肝癌患者。

高尔基体糖蛋白（GP73）是一个 73kD 的高尔基体膜蛋白，在正常肝脏中由胆管上皮细胞表达，在肝实质细胞很少表达。急性肝炎、肝硬化和肝癌患者的血清 GP73 水平，在发生肝细胞癌患者的血清中 GP73 可显著升高。血清 GP73 曾被认为是一种潜在的肝细胞癌诊断标志物。然而在临床应用中发现，进展期肝纤维化及肝硬化患者的血清 GP73 亦明显升高，在中国，有超过 80% 的肝细胞癌患者都有肝硬化背景，这使血清 GP73 检测难以鉴别肝硬化和肝癌。因此，GP73 作为肝癌标志物诊断早期肝癌的临床价值相对较为有限。

肝癌前病变是什么，如何预防肝癌

近年来，研究发现，乙肝后肝硬化或丙肝后肝硬化患者的肝内结节发展为肝癌的风险较高。因此，对于有慢性肝病的患者，应定期随访。

对于肝癌，相比治疗，积极预防有更重要的意义，预防肝癌的主要措施有如下三个方面。① 积极防治病毒性肝炎。注射乙肝疫苗，从源头上减少慢性乙肝的发病率。有研究显示，近年来随着干扰素、核苷类药的广泛应用，肝癌的发病率有所下降。加强丙肝筛查，对于慢性丙肝患者应治尽治。② 黄曲霉毒素是黄曲霉的代谢产物，是目前公认的肝癌致病因素。黄曲霉毒素存在于土壤、动植物及各种坚果，特别是花生和核桃中，在大豆、稻谷、玉米、通心粉、调味品、牛奶、奶制品、食用油等制品中也经常发现。在中国，非洲等国家，黄曲霉毒素是肝癌形成过程中主要的致病因素。黄曲霉毒素还会与乙肝病毒感染产生协同作用，增加患肝癌的风险。特别对于我国沿海、南方地区的居民来说，一旦发现厨房储存的米面受潮发霉，一定要丢弃，不再食用。粮油食品存放要保持干燥和通风，尽量减少储存时间。避免厨房竹木厨餐具的霉变，特别是竹木制菜板、筷子、筷笼、饭勺等厨餐具都要注意清洗和干燥储存。③ 饮水污染与肝癌死亡率呈正相关，水藻毒素是促癌物质。因此，应该加强水质消毒，建议尽量避免饮用塘水、宅沟水，建议使用活水，如深井水、自来水等水源。

肝癌可以治愈吗，有特效药吗

对于肝癌患者，提倡早期治疗。早期是指癌结节小于 5 cm，不伴有门静脉主干癌栓。癌结节越小，根治和痊愈的希望越大，复发和转移的概率越小。因此，对于慢性肝病的患者，提倡定期检测，一旦发现肿瘤，尽早治疗。

原发性肝癌的发病是多因素、多阶段形成的癌症，目前尚无特效治疗药物。主张根据肿瘤的大小、位置、转移情况、基础疾病等制订不同的个体化综合治疗方案，包括手术切除、靶向、免疫、介入、中医药等。

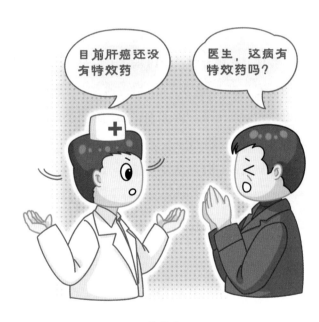

特效药

如果乙肝患者合并肝癌，是不是可以停用抗病毒药

答案是否定的。因为抗病毒药能够抑制病毒复制，但是不能彻底清除病毒，一旦

停用会导致乙肝复发的情况，出现肝功能异常，严重者会有胆红素升高、凝血酶原时间延长等肝功能衰竭。因此，在肝癌治疗的同时仍然要坚持服用抗病毒药。国家卫健委《原发性肝癌诊疗指南（2022年版）》明确指出：合并乙肝感染的肝癌患者，核苷类似物抗病毒治疗应贯穿治疗全过程。抗病毒治疗能够抑制病毒复制和再激活，改善肝功能，提高治疗安全性，增加治疗耐受性，减少严重并发症的发生。对于患者长远获益，提高生存质量有重要的意义。

肝硬化患者如果诊断肝癌，可以手术切除吗

我国肝癌患者中，大约85%合并肝炎后肝硬化，是否能接受手术治疗需要三方面的情况。① 肿瘤的情况：肿瘤的大小、数目、位置、范围、肝内血管是否有癌栓，淋巴结和远处转移。② 肝脏的功能是否可以耐受。如果总胆红素大于30，凝血时间明显延长，表明肝功能失代偿。Child-Pugh A 级肝硬化伴局限性肝癌适用于手术，A级和B级肝硬化伴多结节性肝癌可以考虑肝动脉插管化疗栓塞术（TACE）等；对于合并C级肝硬化的肝癌，宜保守治疗，部分可以行肝移植治疗。③ 评估患者的全身状态和基础疾病。严重的感染、营养不良、心肺功能不足等都不适宜接受手术。

什么是射频消融，什么是介入治疗，什么是预防性介入治疗

目前，射频消融已成为肝癌局部消融治疗的代表性技术，在小肝癌的治疗中广泛应用，疗效可与手术媲美。主要原理：利用高频电流在通过组织时产生的热场，热场内的带点离子摩擦和碰撞产生热量，从而使电极周围的肿瘤组织受热发生凝固样坏死。射频消融具有安全、微创、操作简单、对肝脏影响小、快速高效、适应证广等优势。

介入治疗是中晚期肝癌患者主要的局部治疗手段。由于肝癌是由动脉供血，介入治疗就是利用这个特点，选取股动脉和桡动脉为血管通路，进一步超选至肿瘤的滋养血管，对肿瘤进行针对性治疗。介入治疗包括：肝动脉化疗栓塞（TACE）和肝动脉灌注化疗（HAIC）。TACE的原理是局部应用化疗药物杀伤肿瘤的同时，利用栓塞剂封闭肝癌的滋养血管，导致肝癌缺血坏死，在化疗和栓塞的双重作用下，起到控制局部肿瘤的作用。HAIC是指经肿瘤供血动脉灌注化疗，包括留置导管持续化疗，尤其适合于转移性肝癌患者。TACE与HAIC相互补充。对于不能切除的肝癌，介入治疗和靶向、免疫等治疗可以组合使用，有效控制肿瘤，延长生存期。常见的不良反应是栓塞后综合征。症状有：发热、疼痛、恶心、呕吐等，经对症治疗后大多可以恢复。另外，介入治疗还会出现急性肝损害、急性肾损害、消化道出血，胆囊炎和胆囊穿孔，肝脓肿、胆汁瘤，以及栓塞剂异位栓塞等。

对于具有术后高危复发风险的患者，包括巨块肿瘤、肿瘤累及包膜、多结节、有残余肿瘤、切缘不足、肿瘤破裂出血后行急诊手术切除、术后病理提示脉管内癌栓及术后2月内AFP未降至正常的患者，适宜术后行预防性介入治疗，即肝动脉插管化疗栓塞术（TACE）具有减少复发、延长生存的效果；并且具有微创、安全和经济的优势。在术后预防性介入治疗中，肝动脉造影检查能够及时发现残留在肝内的隐匿病灶，在肝动脉内灌注的化疗药物也能有针对性地杀死肝内残余的肿瘤细胞，对重要脏器影响很小，患者的耐受性好。因此，对于术后高复发风险的肝癌人群，在肝功能状态良好的情况下，建议术后1个月，最迟不超过2个月，进行一次预防性的介入治疗，降低肝癌术后复发的风险。

肝细胞癌会发生转移吗，哪些脏器的肿瘤容易转移到肝脏

肝癌血路转移多见，如肿瘤细胞侵入门静脉，可以导致肝内转移，侵入肝静脉可

以播散至肺部及全身，骨转移亦不少见。骨转移常见于脊柱、髂骨、肋骨、胸骨等，表现为疼痛、肿块及病理性骨折等。肝癌还可直接侵犯周围器官，如膈、胃、结肠、大网膜等等。

由于肝脏血供丰富，全身各个部位的肿瘤都能够通过血液播散而转移到肝脏，发生肝转移瘤。有统计显示，消化道肿瘤约占30%，血液系统肿瘤占29%，胸部肿瘤（肺、食管）占18%，其余为泌尿系肿瘤、卵巢肿瘤、乳腺肿瘤等。临床最多见的是结直肠癌肝转移。因此，对于已经有其他原发肿瘤的患者，尤其是消化系统肿瘤患者，建议每半年进行肝脏影像学检查，早期发现转移性肝癌。

医生诊断为晚期肝癌，患者是不是判了死刑

晚期肝癌听起来很吓人，但是千万别过分悲观，不要被它吓倒。晚期不是无药可救，病入膏肓，晚期是由于患者出现了血管、淋巴结侵犯或远处转移，抗肿瘤治疗不能仅仅局限在肝内，治疗方案需要系统治疗与局部治疗的结合。肝癌的系统治疗在近几年来有了长足的进步，医生手上的武器多种多样，如分子靶向药物、免疫检查点抑制剂的迅猛发展，这些靶向免疫新药的发展使晚期肝癌患者的预后得到了显著改善，将晚期肝癌以往不到1年的中位生存时间延长到目前的2年左右。因此，即使已到晚期，千万不要被病魔吓倒，在慎重的权衡和综合评估下，接受个体化的综合治疗，尽量延长生存期，提高生存质量。

发物会引起肝癌复发吗，肝癌患者需要忌口吗

肝癌容易复发转移，但与发物无关。所谓"发物"会促进肿瘤的发生发展并没有循证医学依据。实际上，肝癌的复发转移主要由肿瘤本身的生物学特性所致，定期

做好肿瘤复查，控制肝癌发病病因（例如，乙肝病毒、戒酒），才能够更好地降低肿瘤的复发率。从营养学角度，肿瘤患者比普通人更需要高蛋白饮食，鸡、鸭、牛羊肉、海鲜中丰富的蛋白质能够很好地满足患者的营养需求。以上这些食物，只要没有过敏史，都可以吃。另外，很多患者由于食欲不佳，胃肠道吸收功能下降，会合并缺铁性贫血，日常生活中还应该多吃一些牛肉、鸡鸭血、猪肝等含铁较多的食物补充营养。

什么是靶向治疗，常用的靶向药物有哪些

分子靶向药物是一类具有针对性"靶点"的小分子化学合成药物的统称。肿瘤靶向药物治疗是在细胞分子水平上，针对已经明确的致癌位点，设计相应的治疗药物，药物进入体内会特异地与选择性靶点相结合，促进肿瘤细胞死亡，所以靶向治疗又被称为生物导弹。肿瘤靶向治疗分为两大类，即靶向肿瘤细胞和靶向肿瘤血管生成的治疗。肿瘤细胞靶向治疗是利用肿瘤细胞表面的特异性受体或通路分子作为靶点，而肿瘤血管靶向治疗则是利用肿瘤区域新生毛细血管内皮细胞表面的特异性抗原或受体为靶点。

索拉非尼作为首个获得美国食品药品监督管理局（FDA）批准的肝癌靶向药物，已上市超过10年，对肝癌的治疗效果明确。近年来，新的靶向药物相继问世，为临床医生提供了丰富的治疗选择，改变了继索拉非尼之后无药可用的局面。这些药物包括瑞戈非尼、仑伐替尼、阿帕替尼、卡博替尼、雷莫芦单抗、多纳非尼等。分子靶向药物具有疗效明确、给药简便、不良反应可控的优点。

索拉非尼上市后立即成为晚期肝癌的首选治疗药物，瑞戈非尼或卡博替尼作为索拉非尼治疗后进展的二线药物。2018年FDA批准仑伐替尼作为晚期肝癌的一线治疗药物。美国肝病研究学会（AASLD）2020年更新的指南中，索拉非尼或仑伐替尼被推荐为二线治疗药物。然而，2021年美国国立综合癌症网络（NCCN）指南仍然认可

索拉非尼和仑伐替尼的一线治疗地位。另外，中国临床肿瘤学会（CSCO）2020 年发布的指南中新增一个我国自主研发的靶向药物多纳非尼，将它也列为晚期肝癌的一线治疗药物。

靶向治疗有什么不良反应，
如果出现皮肤搔痒和高血压怎么办

原发性肝癌和肺癌等实体瘤不同，并不存在"主导"肿瘤发展的驱动基因。肝癌的发生发展是由多个基因、多种信号通路突变共同引起。因此目前已获批用于晚期肝癌的分子靶向药物，大都为小分子酪氨酸激酶抑制剂，使用前无须进行基因检测。即使进行了基因检测，对治疗的指导作用也有限，并且难以精准预测治疗疗效。

靶向药物因其特有的靶向细胞增殖和血管增生方面的影响，使用药物期间需要关注手足皮肤反应，肝肾毒性，胃肠道相关不良反应如腹泻、纳差、体重减轻，电解质代谢紊乱如低磷血症、低钠血症，血管相关毒性如高血压、蛋白尿，血液学毒性如血小板计数、白细胞计数下降等不良反应。治疗期间需定期检测血常规、肝肾功能、电解质等，关注药物相关的不良反应，并在医师指导下调整药物剂量，切勿擅自停药或增减药物剂量。

对于皮肤反应，预防比治疗更为重要。建议穿柔软的棉质衣服和鞋袜，减少对皮肤的摩擦、挤压等；避免手脚接触高热和直接日晒；避免应用含乙醇的润肤露；建议每天三次适量涂抹含有保湿、羊毛脂或尿素成分的护肤品来保护皮肤。

轻度的皮肤反应如无痛性红斑、水肿、过度角化，继续原剂量应用靶向药物；中度皮肤改变如出现影响工具使用的疼痛性水疱、皲裂、水肿、过度角化等，需要减量应用靶向药物；重度皮肤改变即出现影响生活自理的重度剥落、水疱、出血、皲裂、水肿、溃疡、过度角化等，暂停靶向治疗，待皮损恢复后，减量应用，以后可以根据皮肤反应的严重程度调整靶向药物的剂量。

靶向药物属于抗血管生成靶向药物，容易引起高血压。对于原有高血压病患者，靶向治疗前预先使用降压药，使得血压控制至正常范围，再予靶向治疗；对于原有血压正常患者，用药期间出现高血压应遵循个体化原则使用降压药。如在用药期间发生血压升高，需要加用降压药物治疗，把血压控制在正常范围，再恢复原剂量靶向药物治疗，在用药期间密切监测血压。单一降压药物控制不良的情况下，应考虑不同机制的降压药物联合应用。严重的血压控制不良的情况下，应中断靶向治疗并寻求心内科专科医师的协助诊治。

什么是肿瘤免疫治疗，肝癌免疫治疗药物有哪些

近年来，肝癌的免疫治疗发展迅速，药物品种繁多，已经成为晚期肝癌的重要治疗手段。医生经常提到的免疫治疗是什么呢？肿瘤免疫疗法能够触发患者体内的肿瘤免疫应答，通过阻断被癌细胞激活的免疫抑制通路，激活患者自身的免疫系统来杀伤肿瘤。肿瘤免疫治疗领域近十年中取得了重大进展，成为继手术、放疗、化疗和靶向治疗后被广泛应用于临床的一种有效疗法。

广义的肿瘤免疫治疗分为以下五类：① 免疫检查点抑制剂 / 单克隆抗体；② 免疫调节剂，包括干扰素、白介素等；③ 过继细胞疗法，包括输注细胞因子介导的杀伤细胞（CIK）、T 细胞受体嵌合型 T 细胞（TCR-T）、嵌合抗原受体 T 细胞技术（CAR-T）等；④ 肿瘤疫苗；⑤ 溶瘤病毒。

目前应用广泛的是免疫检查点抑制剂，优点是作用持久，有望获得肿瘤长期缓解，同时不良反应发生率较低。临床上，免疫治疗常常与其他治疗方式联合使用，有效发挥协同作用。

常用的肝癌免疫治疗药物有以下几类

PD-1 抑制剂：包括进口的帕博丽珠单抗、纳武利尤单抗及国产的卡瑞利珠单抗、

特瑞普利单抗、信迪利单抗、替雷利珠单抗等。

PD-L1 抑制剂：阿替利珠单抗、度伐利尤单抗等。

CTLA-4 抑制剂：替西木单抗、伊匹木单抗等。

CAR-T 疗法在肝癌中尚处于临床试验阶段。

免疫治疗有不良反应吗

免疫治疗并非是完美的，也有一些不良反应。这要从免疫治疗的原理讲起。免疫治疗通过调动人体自身的免疫功能，强化对肿瘤细胞的杀伤效应而产生治疗作用，但这也增加了免疫系统攻击正常组织的风险，会造成免疫相关的不良反应。随着免疫治疗的临床应用增多，免疫治疗相关不良反应（irAE）越来越受到重视。几乎所有接受免疫治疗的患者都有可能出现不良反应，只是发生时间及严重程度各有不同。

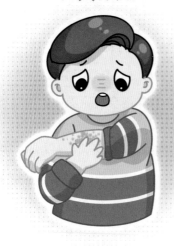

不良反应！！

注意不良反应

如果患者出现下列情况，提示免疫治疗可能合并不良反应。如新出现的皮疹、瘙痒、水肿；新出现的咳嗽或者咳嗽加重；胸闷胸痛、呼吸短促；严重腹痛、腹泻；皮肤巩膜黄染、严重恶心呕吐；容易擦伤出血；异常头痛、极度虚弱、视物异常；意识改变等。免疫相关的不良反应可累及全身各个器官，大部分为轻中度可耐受，部分重症需要暂时或者永久停用药物，应该尽早就医，早诊断，早干预，必要时予激素及人工肝治疗。

哪些患者适合进行抗肿瘤免疫治疗，
哪些人群不适合

晚期肝癌的患者，瘤体巨大不适合手术切除，或肿瘤合并血管侵犯，淋巴结转移和/或肝外转移，可以接受免疫治疗。

基于免疫治疗的不良反应，应该慎重评估患者的基础情况，如果存在类风湿性关节炎、系统性红斑狼疮等自身免疫性疾病，严重感染，肝移植术后，严重脏器功能衰竭，哺乳及妊娠期患者等不适合接受免疫治疗。

轻、中度的食管胃静脉曲张可以进行免疫治疗。重度的食管胃静脉曲张或者有出血高危因素的患者，在免疫治疗过程中容易发生上消化道出血，在排除禁忌证的前提下，可以先接受适当的预防出血的治疗措施，包括降低门静脉高压的药物应用，或内镜下套扎治疗以及 TIPS 术以降低上消化道出血的风险，充分评估风险，在临床医生的密切监测下进行免疫治疗。

篇 十

蛊毒伤肝

肝脓肿的成因是什么

为什么胆管细胞癌患者容易合并细菌性肝脓肿

得了肝脓肿该怎么治疗，中医治疗有何特色

如何预防肝吸虫病

胆道蛔虫病的病因是什么

……

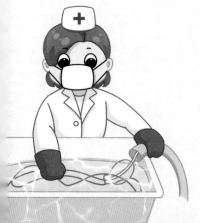

| 典型病案 |

高温不消退，原来它作祟

患者情况：刘某，男，40 岁，程序员。有胆结石病史多年。

诊疗经过：初冬的下午，小刘突然感觉一阵阵怕冷，牙齿不由自主的咯咯响。接下来发烧了，测量体温 40℃，奇怪的是，除了发烧，没有其他不舒服，肯定是受凉了，他吃了一粒芬必得，不一会儿就出汗了，体温也正常了，看来是感冒了。最近实在是太累了。可奇怪的是，第二天、第三天，一连七天都有发热！每次吃了芬必得都能退热。几个小时后再次发热，太蹊跷了，看来还是要去医院检查一下。于是，小刘来到发热门诊。血常规提示：白细胞计数 9.51 *10^9/L ↑，中性粒细胞百分比 80.6 % ↑，淋巴细胞百分比 13.9 % ↓，C 反应蛋白 57.92 MG/L ↑，白细胞计数这么高，这是有炎症呀！小刘开始吃头孢，刚开始有效，体温正常了 3 天后又升高到 39.4℃，怎么又发烧了？到底是什么原因？小刘第二次来医院，医生查了胸部 CT：两肺纹理增粗。腹部 B超：脂肪肝趋势，肝右叶三处囊实性块团，较大者 41×38 mm，中央有液化。进一步排除了恶性肿瘤，考虑肝脓肿。静点抗生素，吃中药，终于退热了，三个月后复查，脓肿全部消失了。事出反常必有妖，小刘的发热不寻常！

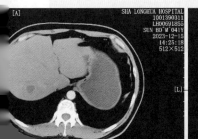
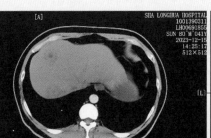
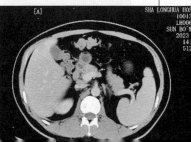

肝脓肿的成因是什么

肝脓肿多是由阿米巴原虫或细菌感染所引起，由于肝脏内管道系统丰富，包括胆道系统、门静脉系统、肝动静脉系统及淋巴系统，从而大大增加了微生物寄生、感染的概率。在患者抵抗力下降的情况下，肝脏的网状系统对病原微生物失去吞噬作用，发生炎症改变，形成化脓性病灶。

常见的病原微生物包括以下三种。① 细菌：细菌性肝脓肿约占 80%，常为多种细菌所致的混合感染。常见大肠埃希菌、金黄色葡萄球菌、肺炎克雷白杆菌等。② 阿米巴原虫：阿米巴肝脓肿大约占 10%，通常与阿米巴痢疾等肠道感染有关。随着生活条件和卫生习惯的改善，阿米巴肝脓肿的发病率逐渐下降。③ 真菌性肝脓肿：其发病率低于 10%，多见于 60～70 岁人群，无明显性别差异，但男性的预后相对较差。

肝脓肿如果不做任何处理其死亡率极高，最常见的死亡原因包括脓毒血症、多器官功能衰竭及肝功能衰竭。

细菌性肝脓肿有哪些症状，哪些人群容易发生

发热、寒战和腹痛是典型的三联征。① 发热是肝脓肿最常见的症状，尤其是老年人中，可能是肝脓肿的唯一表现。② 部分有胆道疾病的患者，可能出现右上腹痛和黄疸。

细菌性肝脓肿的高危人群包括：

（1）糖尿病：是肝脓肿的高危因素。糖尿病患者易并发细菌性肝脓肿（8.3%～44%），肝脓肿和糖尿病为姊妹病。血糖控制不佳，不利于肝脓肿的吸收和愈。

（2）胆源性：胆道相关疾病，如胆结石、胆囊炎、胆管细胞癌患者均易发生肝脓肿。

（3）免疫低下人群：艾滋病、长期服用免疫抑制剂、化疗、生物制剂治疗的患者均是高危人群。

为什么胆管细胞癌患者容易合并细菌性肝脓肿

① 胆道梗阻和胆汁淤积：胆管细胞癌通常起源于肝外胆管、肝内胆管或壶腹周围区域，当肿瘤压迫或侵犯邻近结构时，可引起胆道梗阻，导致胆汁排泄不畅。胆汁淤积使肠道内的细菌容易进入血液循环，当这些细菌随着血液流到肝脏时，就可能造成局部的化脓性感染，从而形成肝脓肿。② 手术后感染：胆管细胞癌患者在接受手术治疗后，如果伤口护理不当或身体免疫力低下，可能会增加感染的风险。术后感染有可能扩散到肝脏，诱发肝脓肿的发生。③ 肿瘤压迫和侵犯：胆管细胞癌的生长过程中可能会对周围结构产生一定的压迫作用，若压迫到胆管，则会引起胆汁排出不畅，容易滋生细菌，增加发生感染的概率。肿瘤直接侵犯肝脏组织时，也可能破坏肝脏的正常结构，导致局部坏死组织液化而形成肝脓肿。④ 免疫功能低下：胆管细胞癌患者由于疾病本身或接受化疗等原因，可能会出现免疫功能低下的情况。免疫功能低下使患者更难以抵抗细菌的入侵和感染，从而增加了患肝脓肿的风险。

细菌性肝脓肿的感染途径有哪些，如何诊断，常见的致病菌有哪些

由于肝脏接受肝动脉和门静脉的双重血供，并通过胆道与肠道相通，因此，当存在胆道梗阻、全身性感染、外伤以及大手术后，或者伴有糖尿病等机体抵抗力下降时，细菌可通过胆道系统、肝动脉、门静脉、肝外伤、肝周组织感染引起肝脓肿。

① 超声作为无创简便的检测方法，可以为肝脓肿进行定位和定性诊断，其敏感性高达96%。超声可以观察脓肿形态、位置、大小、数量、液化和分隔情况以及脓肿周围有无重要血管结构，已成为肝脓肿首选的检查方法。② CT诊断肝脓肿比超声更敏感，高达98%。

胆道来源的肝脓肿多由肠道革兰氏阴性需氧杆菌和肠球菌引起。肺炎克雷伯菌肝

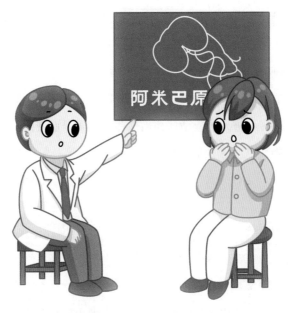

阿米巴肝脓肿

脓肿近年来的检出率逐年升高，尤其是在糖尿病人群中。金黄色葡萄球菌和链球菌感染也有报道。在接受化疗的肿瘤患者中有检出念珠菌的报道。另外，阿米巴也是导致肝脓肿的常见原因，近年来随着卫生条件的改善，阿米巴肝脓肿的发生率较低。

得了肝脓肿该怎么治疗，中医治疗有何特色

① 急性期：炎症尚未形成液化以及多发性小脓肿，积极采用大剂量有效抗生素和全身性支持疗法，抗生素的选择需要覆盖肠杆菌科细菌、厌氧菌、肠球菌，推荐疗程 4～6 周，炎症多能控制。② 脓肿较大，需要进行经皮穿刺置管引流术。③ 如有脓肿穿刺至胸腹腔或胆道，应立即手术。对于胆源性肝脓肿，在炎症控制后也需要进行手术治疗。

热盛则肉腐，肉腐则成脓。肝脓肿属于疮疡范畴，主要病机为热毒蕴盛。中药汤剂有很好的临床疗效。辨证分期：脓未成者，使脓早成，以清热解毒为法，多选用仙

方活命饮、黄连解毒汤、甘露消毒丹等；脓未成者，予通络散结，如排脓汤、排脓散之类；脓已溃者，尽早穿刺，脓出即愈，同时注意托里补虚。中西医联合治疗能够有效缓解症状，减轻抗生素毒的不良反应，明显缩短病程。

得了肝脓肿一定要穿刺引流吗；
什么情况下，需要手术治疗

肝脓肿的治疗并不是一定要穿刺引流，是否穿刺取决于脓肿的位置、类型、大小、患者的整体状况。① 如果脓肿直径小于 3 cm，患者一般情况良好，可以不做穿刺，以静脉抗感染治疗为主。常选用广谱抗生素，如三代头孢联合应用甲硝唑，或者氨苄西林、氨基糖苷类联合应用甲硝唑。待细菌培养和药敏结果回报后，选用敏感抗生素。对于阿米巴肝脓肿，临床上常选用硝基咪唑类药物，如甲硝唑、替硝唑等作为主要的治疗方法。② 如果脓肿较大，直径大于 3 cm 的单个细菌性肝脓肿、液化明显或药物治疗无效的阿米巴肝脓肿，宜在超声或 CT 引导下，通过穿刺抽尽脓液并冲洗，也可置管引流。

如果出现以下情况，需要进行手术治疗：① 经腹切开引流术适用于较大的单个脓肿，估计有穿破可能，或已经穿破胸腹腔。② 胆源性肝脓肿；位于肝左外叶脓肿，穿刺易污染腹腔，或形成慢性肝脓肿等。③ 肝叶切除术适用于病程长的慢性局限性厚壁脓肿。多发性小脓肿不宜行手术治疗，但对其中较大的脓肿，也可行切开引流。

肝脓肿引流管为什么需要定期冲洗，
有哪些注意事项

细菌性肝脓肿的脓液常常浑浊黏稠，易堵塞引流管，造成引流不畅，往往造成病

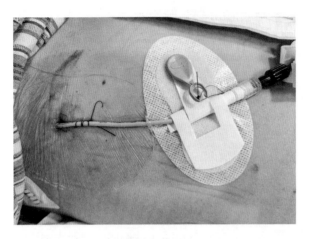

肝脓肿置换引流

情反复。因此，定期冲洗引流管是肝脓肿治疗过程中的重要步骤，其目的是保持引流管的通畅，减少感染的风险，稀释脓液并促进脓液的排出。

① 评估引流量及性状变化：每日观察并记录引流液的量及性状变化。监测引流出液体的性质和量，可以判断病情情况。② 控制冲洗液温度：使用恒温器控制冲洗液的温度，保持在 37℃左右。合适的温度有助于减少患者的不适感，并促进局部血液循环。③ 选择合适的冲洗液：根据医嘱选择冲洗液，如无菌生理盐水、抗生素溶液或其他特制冲洗剂。在有感染风险时，可能会使用含有抗生素的冲洗液来预防感染或加速愈合。④ 冲洗过程：初次冲洗时应缓慢注入少量冲洗液，以防止刺激性和损伤周围组织。随后逐渐增加冲洗液量至预定量，以确保有效清洁。冲洗过程中患者应处于舒适体位，避免剧烈运动以减少腹压增高引起的不适。⑤ 观察与记录：在冲洗过程中，注意观察穿刺部位有无红肿、渗出等情况，以便及时处理。如有异常情况，如引流液颜色异常、量突然增多或减少等，应立即停止冲洗并告知医生。

胆道蛔虫病的外治疗法是什么，有食疗方吗

（1）花椒 15 g、贯众 30 g、苦楝根白皮 30 g。上药加水熬成膏状后敷脐部，外用纱布固定，每天 1 次。

（2）梧桐树皮 60 g，吴茱萸树皮 15 g。上药共同捣烂后敷脐部，每天 1 次，敷的时间不能超过 2 小时，以免引起惊厥。

（3）白杨树皮、石蒜各 30 g。上药共同捣成泥后敷脐部，每天 1 次，每次不超过 2 小时。

肝胆蛔虫病患者选用食疗方有助驱虫。

（1）生丝瓜籽（黑色有效，白色无效）。剥壳取仁，空腹时放嘴中嚼烂，用温开水吞服，儿童每次服 30 粒，成年人每次服 40 粒，每天 1 次。

（2）榧子 15 g，去壳研末，空腹服温开水送服，连服 3 天。

（3）醋 50 mL，一次性饮完。

（4）瘦猪肉糜 90 g、使君子 9 g。使君子去壳捣成泥，与肉糜搅匀，隔水蒸熟食之，1 次吃完。

（5）大葱 30 g、菜油 15 g。大葱洗净切段，热油爆炒，每天清晨空腹 1 次吃完，连用 7 天，食后 2 小时再进早餐。

（6）洋葱头 50 g、菜油 30 g，洋葱洗净切碎，热油爆炒，每天清晨空腹 1 次吃完，连用 7 天，食后 2 小时再进早餐。

（7）海带 100 g，洗净切丝，加佐料食之。

（8）以生大蒜绞汁饮用数日，至虫体排除。

如何预防肝吸虫病

由于该病主要通过螺-鱼途径传染，人主要通过食入含华支睾吸虫囊蚴的生鱼虾而感染。所以为防止华支睾吸虫感染，应不吃生或不熟的淡水鱼、虾，防止误食囊蚴，把住"病从口入"关。此外，切过生鱼、虾的刀和盛过生鱼、虾的器皿必须洗干净，消毒后再用，以免再污染其他食物，使人感染此病。

加强粪便管理，防止虫卵入水。管理好猫、犬、猪等虫卵宿主，减少其传播机会是预防本病流行的重要措施之一。对猫、狗、猪等的粪便应加强管理，不使未经无害处理的粪便进入鱼塘，也不能将其存放在可能与食物有接触机会的地方。同时，要防止水源的污染。

避免寄生虫感染是疾病预防的关键。控制第一中间宿主，如鱼塘内螺分布的密度过高，可采用药物灭螺，以切断华支睾吸虫病的流行环节。

驱虫中药具有广谱的驱虫作用。相关医书记载苦楝根皮可治蛔虫、鞭虫、钩虫、蛲虫，预防血吸虫；槟榔可驱蛔虫、钩虫、姜片虫、绦虫、华支睾吸虫等。它们都有治疗肝吸虫病的作用，但药量宜适当加大使用。其中槟榔最好选用枣子槟榔，因其多未切片，其中驱虫的主要成分保存较好。有些药物容易霉变，如使君子与榧子，一旦发霉即不宜用，这样才能充分发挥中药的驱虫作用。

胆道蛔虫病的病因是什么

蛔虫病是由于食入含有蛔虫卵的生冷蔬菜、瓜果或其他不洁食物而引起。蛔虫感染较为普遍，常见于农村，儿童感染较成年人更为多见。各地的感染季节不尽相同，全年均可感染，一般认为，我国大部分地区以春、夏季为主。蛔虫喜温，恶寒怕热，性动好窜，善于钻孔，蛔虫即易在腹中乱窜而引起多种疾病。蛔虫从小肠逆行进入胆道，引起胆管和奥狄括约肌痉挛，以患者突然发作的上腹部疼痛为主要临床特点。中医学认为，本病系饮食不洁，致肝胆气机失常，蛔虫窜入胆道，阻滞气机，不通则痛而发病。属中医"蛔厥"范畴。轻者无任何症状，重者经常腹痛，食欲不振。蛔虫感染小儿后，生长发育可受到影响，比如临床会出现面黄肌瘦、营养不良、发育迟缓等。

血吸虫病的成因是什么

血吸虫病是血吸虫寄生于人体门静脉系统，严重危害劳动人民身体健康，属于地方性寄生虫病。临床上以腹泻、肝脾肿大、肝硬化或血尿等为特征。急性期以发热、皮炎、肝肿大和压痛、腹泻或排脓血便为主要表现，伴有周围血中嗜酸粒细胞显著增多；慢性期以肝脾肿大为主；晚期以肝脏门静脉周围纤维化为主，可发展为门静脉高压症、巨脾与腹水。血吸虫病主要引起肝纤维化，并进展为干线型肝硬化。血吸虫性肝硬化多见于血吸虫病的晚期，是由虫卵大量沉积引起肝内纤维化，重者可引起干支闭塞，这些团块的收缩可使肝脏变形，由于肝腺泡的主要血供来自门静脉小支，血供营养不良可致肝细胞萎缩、脂肪变性和非特异性变性，肝小叶有塌陷和纤维隔形成。

中医称血吸虫病为蛊虫。病程超过 6 个月，以腹痛腹泻、消瘦、贫血等为主要表现称之为慢性蛊虫病。急性蛊虫病指感染蛊虫疫毒初期，以皮肤痒、咳嗽、发热、腹痛腹泻等为主要表现。

本病多发生于夏秋季，初期由于表里受邪；中期由于肝脾受损，肺朝百脉，蛊毒虫邪随血脉漂流，引起脏腑器官受损；末期由于水裹气结血凝，肝脾郁滞日久，由气郁血瘀进一步酿成气结血凝，而结为痞块。分为肝脾湿热、肝郁脾虚、瘀血内阻、水湿停滞、肝肾阴虚及肾阳亏损六型。本病治疗原则急性期以杀虫、解蛊毒为主，辅以解表清里；缓解期以滋养气阴为基本治则。力求彻底灭虫，以达到根治目的。

肝吸虫病的成因是什么

该病是由华支睾吸虫寄生在人体肝内胆管所引起的慢性寄生虫病。成虫寄生在人体的肝胆管内。该病是人因为吃了未煮熟的含有活蚴的淡水鱼虾而感染，是我国南方常见的寄生虫病之一。临床表现主要为上腹隐痛、肝肿大、消化不良等，严重者可导致胆囊炎、胆结石、肝硬化，儿童严重肝炎可引起营养不良和发育障碍。

患华支睾吸虫的人和哺乳动物，如猫、狗、猪、鼠等，是本病的传染源。华支睾吸虫是通过螺-鱼途径传染给人的。带有华支睾吸虫虫卵的粪便污染水源，虫卵可先后感染螺和鱼虾。人主要通过食入含华支睾吸虫囊蚴的生鱼虾而感染。如广东、广西等地区居民喜食"生鱼粥"，江浙一带居民喜食"醉虾"而感染本病。另外，生鱼虾中的囊蚴污染厨具和饮水等也可造成感染。感染率高低与饮食习惯有关。人感染后可产生抗体，但对再感染没有免疫力。

根据其病程，可分为急性肝吸虫病和慢性肝吸虫病。

急性肝吸虫病的主要临床表现为发热，体温最高可达 39℃以上，常伴有畏寒和寒战。多数患者以上腹痛为首发症状，腹痛腹泻，症状似急性胆囊炎；肝区疼痛和肝脏肿大，以肝左叶肿大为主，常伴有明显的触痛，主要与肝内胆管炎症有关；荨麻疹过敏症状。

反复多次感染华支睾吸虫或急性期未得到及时治疗，均可演变为慢性肝吸虫病。一般其病隐匿，症状复杂。常伴有急性期的症状，亦有无明显临床症状而以肝硬化呕血为首发症状者。临床上可将慢性华支睾吸虫病分为肝炎型、无症状型、胃肠炎型、胆囊胆管炎型、营养不良型、肝硬化型、类侏儒型。

什么是肝包虫病，其成因是什么

肝棘球蚴病，又称肝包虫病，是一种以狗为终宿主的畜牧区常见寄生虫病，可通过直接感染（与狗密切接触）、呼吸道感染（虫卵随风进入呼吸道）、消化道感染（食用虫卵污染的食物或水源）等方式寄生于人体内各部位，但以肝脏最常见。细粒棘球绦虫引起的肝囊型棘球蚴病和多房棘球绦虫引起的肝泡型棘球蚴病在临床上最为常见。多流行于我国西北地区和内蒙古、四川西部地区。中医学对人体寄生虫早有认识和描述，属中医"虫积""虫鼓"范畴。

犬绦虫寄生在狗的小肠内，狼、狐、豺等野生动物也可成为其终生宿主，虫卵随粪便排出体外，污染其皮毛、牧场、畜场、土壤、蔬菜和饮水等，虫卵被人或羊、牦牛等其他中间宿主吞食后即被感染。虫卵在肠内消化液作用下，蚴脱壳而出，穿过肠黏膜，进入门静脉系统，大部分留滞于肝内。蚴在体内发育 3 周成为包虫囊。包虫囊肿在肝内逐渐长大，引起邻近脏器的压迫症状，并可发生感染，也可破裂播散及导致空腔脏器阻塞等并发症。

　　患者常病程较久、呈渐进性发展。就诊患者以 20～40 岁居多。肝囊型棘球蚴病多位于肝脏表面，肝棘球蚴囊极度肿大时，右上腹可出现无痛性肿块，表面光滑，质地坚韧，有饱胀牵拉感。若肝棘球蚴囊向下生长，最终压迫胆总管，可导致阻塞性黄疸，若压迫门静脉可导致门静脉高压，出现腹腔积液。若进一步继发感染和破裂，临床表现为高热、肝区疼痛、肝肿大伴随压痛，囊液破入腹腔或胸腔可引起过敏性休克，以上均为继发性棘球蚴病。

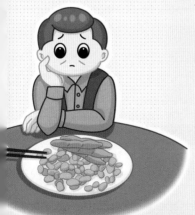

| 典型病案 |

黄疸未必是肝损，基因测序揭谜底

患者情况：程某，男，26岁，体育教练。

诊疗经过：患者反复黄疸6年余，加重半年。平时从事体育训练，近半年来自觉尿黄明显，巩膜黄染，乏力，夜寐欠安，故来医院就诊。进一步追问病史，患者否认乙肝、丙肝病史及相关家族史。4年前曾遭遇一次严重车祸，出现肝、脾破裂，紧急行剖腹探查术，术后病理提示：HBsAg（－），CK7（＋），CD34血管（＋），肝组织考虑遗传代谢性肝病可能大，建议进一步基因检测明确诊断。基因检测报告：*ABCC2*基因杂合变异。查肝功能：谷丙转氨酶24 U/L，谷草转氨酶20 U/L，谷氨酰转肽酶16 U/L，总胆红素93.8 μmol/L，结合胆红素49.6 μmol/L，总胆汁酸11 μmol/L。据上述理化检查及基因检测，诊断为杜宾约翰逊综合征（Dubin-Johnson Syndrome）。尿常规胆红素2+，尿胆原阴性。给予护肝治疗，建议患者减少工作负荷，保证睡眠，定期复查肝功能。

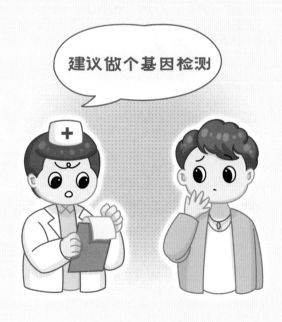

建议做个基因检测

基因检测

什么是杜宾-约翰逊综合征，其治疗方法及预后如何

杜宾-约翰逊综合征（Dubin-Johnson Syndrome）或慢性特发性黄疸，是一种稀有的常染色体隐性遗传性疾病，通过基因检测可以明确诊断。主要临床特点为黄疸，包括慢性或间歇性直接胆红素升高为主的黄疸。症状相对较轻，患者多有巩膜、皮肤轻到中度黄染。症状可因妊娠、手术、强体力劳动、饮酒或感染等因素而加重。部分患者有肝区痛，约半数肝大并有触痛。

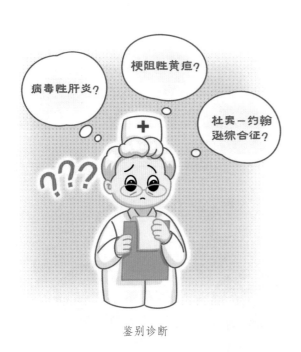

鉴别诊断

杜宾-约翰逊综合征通常无须特殊治疗，预后良好。然而，在某些情况下，如症状较重或持续加重，可能需要采取对症治疗。

大多数患者预后良好，通常不会直接导致肝衰竭。该病的主要问题是胆红素代谢障碍，而不是直接的肝细胞损伤或死亡。尽管它影响肝脏功能，但大多数患者的肝功能仍然能够维持正常或接近正常水平。但需注意与病毒性肝炎、梗阻性黄疸等疾病进行鉴别，以避免误诊和不必要的治疗。

杜宾-约翰逊综合征患者在平时生活中有哪些注意事项

① 饮食调整：避免食用高脂肪、高糖和高盐分的食物，因为这些食物可能加重肝脏负担，影响疾病的控制。增加蛋白质和维生素的摄入，选择易于消化吸收的食物，

有助于维持身体的营养平衡。② 避免诱发因素：注意避免妊娠、手术、强体力劳动、饮酒或感染等可能诱发或加重症状的因素。在进行任何可能对身体产生压力的活动之前，应咨询医生并遵循医生的建议。③ 定期检查：定期进行血生化检查，监测血清总胆红素和结合胆红素的水平，以及转氨酶活性、凝血酶原时间和血清白蛋白与球蛋白等指标。如有需要，进行肝组织检查以评估病情。④ 注意黄疸变化：密切观察黄疸的变化情况，包括黄疸的程度、颜色等。如发现黄疸加重或出现其他异常症状，应及时就医。⑤ 心理调适：保持良好的心态，积极面对疾病，避免过度焦虑和抑郁。如有需要，可寻求心理咨询或支持，以缓解心理压力。⑥ 遵循医嘱：严格遵循医生的治疗方案和用药指导，按时服药并定期复查。如有任何疑问或不适，应及时与医生沟通并寻求帮助。⑦ 生活方式的调整：保持规律的作息时间和充足的睡眠，避免过度劳累。适当进行体育锻炼，增强身体素质和免疫力。戒烟限酒，避免不良生活习惯对肝脏造成损害。

什么是吉尔伯特综合征

吉尔伯特（Gilbert）综合征也被称为良性高胆红素血症，迄今发现 100 余年。本病特征是在不伴潜在肝脏或溶血性疾病的情况下，全身非结合胆红素水平轻度升高（通常 <70 μmol/L）。胆红素浓度经常随睡眠、怀孕、性别、种族、年龄、吸烟状况等波动。本病确诊则需要对 *UGT1A1* 基因测序，除胆红素升高外，患者无特殊临床表现且肝功能正常，一般不需要特殊治疗。

什么是肝豆状核变性，如何提早预防及饮食调养

肝豆状核变性，又称威尔逊病（Wilson disease, WD），是一种常染色体隐性遗传病。本病属于罕见疾病。WD 的世界范围发病率为 1/30 000 ～ 1/100 000，致病基因

携带者约为 1/90。本病在中国较为多见，好发于青少年，男性比女性稍多。

WD 的致病基因是 *ATP7B*，这个基因的致病变异导致 ATP 酶的功能缺陷或丧失，造成胆道排铜障碍，大量铜蓄积于肝、脑、肾、骨关节、角膜等组织和脏器，患者出现肝脏损害、神经精神表现、肾脏损害、骨关节病及角膜色素环（K-F 环）等表现。铜蓄积可导致肝细胞坏死、肝纤维化。多数患者会出现肝脏问题，如急性肝炎、暴发性肝衰竭、慢性肝病或肝硬化等。可能早期会有乏力、疲劳、厌食、脾肿大和脾功能亢进，最终导致门静脉高压、腹水、静脉曲张出血以及肝功能衰竭等。

父母双方均为携带者时才可能将致病变异传给后代，因此，应该注意以下事项：① 对于有家族史的人来说，做基因筛查，做到优生优育，避免把致病基因传递给后代，是最有效也是最重要的预防措施。② 对于携带这种致病基因的人，在饮食上应避免食用含铜较丰富的食物，如玉米、蘑菇、贝壳类食物、坚果类以及巧克力等。

不恰当的食物有可能引起肝豆状核变性，避免摄取：

① 低铜饮食：每日食物中含铜量不应 >1 mg，忌食含铜量高的食物，包括麦片、葵花籽、干豆、芝麻、核桃、动物肝肾及猪肉、龙虾、蟹、绿叶蔬菜（青菜、菠菜等）。宜多选用含铜量低的食品，如粗米、粗面、荞麦、南瓜、瓢儿菜、小米、玉米、高粱、牛奶、豇豆、土豆、白萝卜、胡萝卜、芥蓝、荸荠、藕、芹菜、鲫鱼、鲢鱼、墨鱼、黄鱼、鳕鱼、青鱼、鳊鱼、鲈鱼、梭鱼、大马哈鱼、鳗鱼、带鱼、黄鳝、泥鳅等。其次，烹饪食物、煮水时应注意不使用铜制器皿。② 饥饱要适宜：忌饮食过饱、大吃大喝，以免加重肝脏、胃肠道负担。③ 饮食宜清淡：宜进食低蛋白、低糖、低铜，清淡易消化的食物。日常饮食中可适当增加有机酸的摄入。因为有机酸与铜结合将生成不溶性化合物，延缓铜的吸收的同时也会加速铜的排泄。

为什么说血色病是隐形杀手，如何预防

血色病是铁代谢异常导致的体内铁过载的疾病，又称遗传性血色病或原发性血

色病。在正常情况下，我们身体内的铁被用来制造血红蛋白和其他含铁蛋白质，但血色病患者体内铁的吸收和排泄机制失衡，导致铁在体内大量积累，尤其是在肝脏、心脏、胰腺等重要器官中。起初可能并无明显症状，但随着病情的进展，患者会逐渐出现一系列的症状。肝细胞受损导致肝功能不全、肝硬化，甚至肝癌；心脏受累则可能引发心律失常、心力衰竭等严重后果；胰腺受累则可能导致糖尿病等代谢性疾病。由于血色病的初期症状并不明显，很多患者往往在病情已经相当严重时才被发现，这无疑增加了治疗的难度。

血色病属于遗传病，发病往往具有家族聚集性。因此，对于有家族史的人来说，定期进行血液检查和铁代谢检查是非常重要的。其次，对于已经确诊的患者来说，除了药物治疗外，还需要注意饮食调整和生活方式的改变。比如，减少含铁食物的摄入、增加维生素 C 的摄入等都可以帮助减轻病情。

血色病患者为什么要放血，有哪些注意事项

血色病是铁负荷过多的铁代谢障碍性疾病，过多的铁储存在肝脏、心脏和胰腺等实质性细胞中，导致组织器官退行性病变和弥漫性纤维化、代谢和功能失常。因此，放血是血色病的主要治疗方法。有以下几方面意义。① 减轻铁负荷：通过放血可以减少患者体内的血液量，进而降低体内铁元素的总量。② 恢复铁代谢平衡：铁过载是血色病的核心问题，放血治疗有助于恢复体内铁元素的正常代谢和平衡，有助于改善器官功能。③ 改善临床症状：血色病患者常出现乏力、纳差、腹胀、黄疸等症状，严重者可出现腹水、肝性脑病等并发症。放血治疗通过降低体内铁负荷，需要在医生的指导下进行，并遵循一定的操作规范和注意事项，帮助患者改善临床症状，提高生活质量。

放血治疗应该注意：① 避免低血糖。放血治疗应在饭后 1 小时左右进行。② 控制放血的量和速度：放血量要遵医嘱进行，放血速度应控制在一定范围内。心理护理

也很重要，因为首次放血时患者可能会有所顾虑和紧张。

一般每次可放血 400～500 mL，每周 1～2 次。每次放血约能去除 200～300 mg 铁，每排出 1 g 血红蛋白等于排铁 3.4 mg。当血红蛋白降到 <100 g/L，血清铁蛋白 <12 g/L 时应暂停静脉放血，以后可每 3～4 个月放血 500 mL 维持治疗。

什么是蚕豆病，生活中有哪些注意事项

蚕豆病是一种遗传病，表现为进食蚕豆后引起溶血性贫血，故称为蚕豆病。主要是由于葡萄糖-6-磷酸脱氢酶（G6PD）基因缺乏。遗传性 G6PD 缺乏者在接触新鲜蚕豆或某些具有氧化作用的外源性物质时，红细胞膜易被氧化并发生溶血反应。

蚕豆病的发病与地区有一定相关性。在我国西南、华南、华东和华北各地均有发现，以广西、广东、四川、湖南、江西为最多。广西 G6PD 缺乏症基因携带率超过 15%，发病率为 8%～11%，个别地区高达 20%，居全国之首。3 岁以下患者占 70%，男性占 90%，成年人患者较少见，但也有中年或老年才首次发病的病例。

蚕豆病发病急，与饮食密切相关，在进食新鲜蚕豆后 1～2 天内发生溶血，最短者只有 2 小时，最长者可相隔 9 天。最特征性的症状是黄疸，巩膜发黄、尿色如浓红茶甚或如酱油；另外，还有全身不适、疲倦乏力、畏寒、发热、头晕、头痛、厌食、恶心、呕吐、腹痛等。最严重的情况下，可能出现面色极度苍白、全

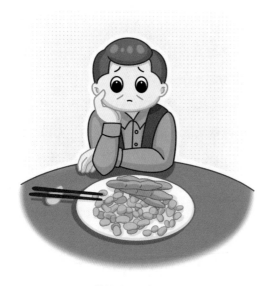

苦恼的蚕豆病人

身衰竭、脉搏微弱且速、血压下降、神志迟钝或烦躁不安、少尿或闭尿等急性循环衰竭和急性肾衰竭的表现。

蚕豆病患者在生活中应注意：① 避免食用蚕豆及其制品，并告知医护人员自己患有此症。② 衣橱和厕所中避免使用樟脑丸，受伤时避免使用含龙胆紫的消毒水，如紫药水。③ 蚕豆病患者需严格遵循医嘱，按时服药，并定期前往医院验血复查。

什么是卟啉病，生活中应注意什么

卟啉病是一种罕见的代谢性疾病，其特点在于血红素合成途径中因缺乏某种酶或酶活性降低，导致卟啉代谢障碍。卟啉病可由先天遗传导致，也可因后天因素如药物、环境因素等引发。血红素合成过程中涉及的酶如亚铁螯合酶、尿卟啉原脱羧酶等缺陷或活性降低是其主要病因。

① 皮肤症状：水疱、大疱、糜烂、结痂、溃疡，尤其在光照部位如面部、手背等更为常见。② 消化系统症状：腹痛、恶心、呕吐，严重时可能出现便血。③ 神经系统症状：肌肉无力、肌肉麻痹，严重时可引起意识障碍、昏迷。④ 其他症状：光敏感、多尿、贫血等。

① 药物治疗：根据不同类型的卟啉病，选择相应的药物治疗，如羟氯喹、青霉胺等。② 静脉放血疗法：对于肝性卟啉病患者，可通过放血降低血液中卟啉及铁含量。③ 物理治疗：如光疗，用于红细胞生成性卟啉病患者。④ 外科疗法：在严重和长期溶血的情况下，可考虑脾切除手术。

卟啉病患者日常生活中应注意：① 避免日光照射，做好防晒。② 注意饮食，适当补充维生素和矿物质，避免辛辣刺激食物。③ 如果有卟啉病家族史，应定期进行血液检查和铁代谢检查。

什么是阿拉基综合征

阿拉基综合征（Alagille Syndrome）是一种常染色体显性遗传疾病，也称为先天性肝内胆管发育不良或动脉肝脏发育不良综合征，多见于新生儿及婴幼儿。主要症状：① 肝脏增大与黄疸：出生后三个月内患者可能出现肝脏增大，皮肤、巩膜以及尿液可能出现黄染。② 皮肤瘙痒：患者可能出现皮肤瘙痒，并可能因此出现皮肤刮痕或抓痕。③ 特殊面部特征：前额比较突出。④ 两眼之间的间隙可能增大，下颌可能变尖，形成类似瓜子脸的外观。⑤ 其他并发症：智力发育迟缓。⑥ 胆汁淤积和胆汁代谢障碍。⑦ 消化道症状：如腹胀、腹痛、食欲不振、恶心和腹泻等。

目前尚无根治手段，主要采取对症治疗的方法，包括药物治疗和胆道分流等，以缓解症状。药物治疗可以选用优思佛（熊去氧胆酸胶囊）、考来烯胺，降低血清胆酸和血脂，减轻瘙痒症状。苯巴比妥可增加胆汁分泌，缓解部分症状。

活体部分肝移植被认为是目前最佳的治疗方法，可以更换患者的肝脏，恢复肝脏功能。对于存在心血管畸形、骨骼畸形等需要手术的患者，可选择合适的手术方式进行矫治。

胆道诸病

胆囊结石的发病率高吗，诱发原因有哪些

为什么不吃早餐容易生胆囊结石，不吃晚饭也会容易

生结石吗

胆囊癌如何尽早发现和治疗

肝外胆管结石和胰腺炎有什么关系

胆管癌是怎么引起的，会有哪些临床表现

……

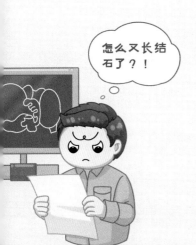

怎么又长结石了？！

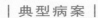

膏粱厚味埋隐患，发热腹痛结石蛋

患者情况：李某，女性，70岁，退休。

诊疗经过：患者有乙肝家族病史，服用恩替卡韦15年，10年前体检发现右叶占位，1.5 cm，AFP303，考虑肝恶性肿瘤，手术切除。术后病理：早期肝硬化，肝细胞癌。定期随访，病情稳定，未再复发。患者平素喜爱荤食，经常与朋友外出旅游。近半年来，患者无明显诱因自觉上腹部饱胀，食欲下降，进食后更觉胃胀加重，伴有后背牵涉不适，吃了各种胃药也不见好转。三天前，陪小孙子一起吃了肯德基的全家桶，患者当晚出现恶心呕吐，第二天出现腹痛，发热，体温39℃，紧急前往医院就诊。腹部B超提示：肝结石，胆囊壁水肿（9mm），肝功能异常：ALT230，AST190 U/L，GGT709 U/L，TB45.5 μmol/L，尿淀粉酶630，血淀粉酶560，血常规WBC13.4×10^9/L，N85%，CRP103，PCT1.1。医生诊断：慢性胆囊炎急性发作，胆囊结石，胆源性胰腺炎。医生说这个毛病很严重，需要立即住院治疗。经过两个多星期的治疗，患者的病情慢慢好转了，肝功能恢复正常了，胃口也增加了。由于胆囊里巨大结石，胆囊的收缩功能很差，在医生建议下，2个月后患者进行了胆囊切除手术。取出来的结石像鸽子蛋大小一般。危险因素去除了，医生仍然提醒她，清淡饮食，定期复查。

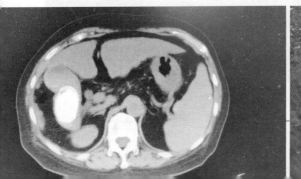

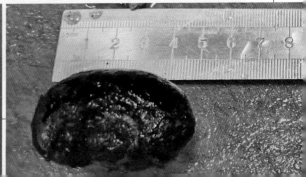

胆囊和胆管之间是什么关系

为了便于理解，先来看两个形象的比喻。第一个比喻是静态比喻，我们可以把胆管系统想象成一棵树，树干相当于肝总管、胆总管。树枝一级级的分支就像各级肝内胆管，向上越分叉越细、越多。树的分支都在肝脏里面，肝脏就像树冠。第二个比喻是动态比喻，把胆管和胆囊比作长江和湖泊，里面的水就像胆汁。很多小溪逐渐汇聚成河流，河流再汇聚成长江，长江就像肝总管、胆总管，而太湖就像胆囊。长江的水可以流进太湖，太湖水满了也可以再回流至长江。

可见，胆囊和胆管关系密切。胆汁是由肝细胞合成的，胆管系统起始于肝内的毛细胆管，逐步汇合为各级肝内胆管分支，至肝门部汇合成为左、右肝管，最后在肝外汇总为肝总管。胆囊经胆囊管与肝总管相连，自胆囊管与肝总管连接处以下即称为胆总管，其终末端有奥狄括约肌，胆总管与胰管汇合后，开口于十二指肠乳头进入十二指肠。胆囊的作用是贮存和排放胆汁，它里面的胆汁不一定是时刻在流动的，在进食的时候胆囊收缩，胆汁排出进入肠道，帮助蛋白质和脂肪的消化。

胆道、胆囊、胆管有哪些常见的疾病

胆道疾病种类非常多，主要的基础病变还是炎症、结石、占位、肿瘤等。常见的胆囊疾病有很多，胆囊结石、急性胆囊炎、慢性胆囊炎、胆囊息肉、胆囊腺肌症、胆囊肿瘤等。

常见的胆管疾病种类很多，常见的胆管疾病主要有以下五个方面。① 结石：肝内胆管结石、肝外胆管结石。② 感染：胆管炎、炎性狭窄。③ 肿瘤：胆管癌。④ 畸形：胆道闭锁、先天性胆管扩张（胆总管囊肿）。⑤ 其他：周围脏器外源性压迫等疾病改变，原发性硬化性胆管炎、原发胆汁性胆管炎、胆道蛔虫、胆道出血等。

胆囊疾病和胆管疾病的关系如何

临床上胆囊疾病和胆管疾病相对独立，分开发病占大多数，所以分清楚胆囊还是胆管的病变才能精确的采取治疗措施。此外，由于解剖上密切相连，所以发生病变的时候也会相互影响。比如胆囊内的石头可以经过胆囊管落入胆总管，胆囊肿大也可压迫胆管；而胆管的梗阻不通畅也可以影响胆囊，让胆囊内的胆汁流不出来，致使胆囊肿大等等。

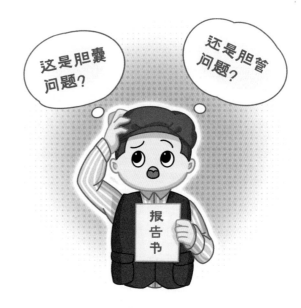

傻傻分不清

有些患者分不清胆囊和胆管的关系，常常一听到"胆"就以为是胆囊出现了问题。我们切记不要把胆管疾病当作胆囊疾病来治疗，因为胆管疾病往往来势更加凶猛，并发症更多，风险更大。

胆囊结石的发病率高吗，诱发原因有哪些

胆囊结石在成年人中的发病率为 10%～15%，即每 100 个成年人中，有 10～15 个人患有胆囊结石。女性明显多于男性，男女比例约为 1∶2.5，好发于 40 岁以上的人群。随着人口老龄化、饮食结构的改变，其发病率还在逐年上升。地区差异也较明显，城市人口、发达地区胆囊结石的发病率高于农村或欠发达地区。但近年来青少年胆结石的发病率也越来越高，饮食不健康，吃外卖多，高糖高脂饮食，运动少也是重

要因素。

① 激素水平：内源性雌激素对胆固醇饱和的效应，雌激素多，胆固醇高，容易发胆囊结石，所以女性患胆囊结石的比例高于男性。② 年龄：随着年龄增长，胆结石的发病率也随之提高。③ 体重：肥胖也是胆囊结石的发病诱因。④ 生育史：怀孕时胆囊结石的发病率升高，多次生育史的女性胆囊结石的发病率也会升高。⑤ 家族史：胆囊结石有一定的遗传特性，父母患胆囊结石，子女的患病率也随之增高。⑥ 疾病影响：肝硬化、胃手术后、回肠疾病或手术后，胆囊结石的发病率会增高。⑦ 运动：长期久坐、缺乏运动也会增加胆囊结石的发病率。⑧ 饮食习惯：多食高脂、高胆固醇、低纤维饮食容易诱发胆囊结石。⑨ 药物：激素药、长期肠外营养、抑制消化酶的药物都会容易诱发胆囊结石。

按照组成成分不同，胆囊结石可以分为三大类。① 胆固醇结石：绝大部分胆囊结石为胆固醇结石，颜色主要是白黄、灰黄或者是黄色，多呈圆形、椭圆形，质地硬，表面光滑，截面呈放射条纹状，X 线检查不显影。② 胆色素结石：主要是由游离胆色素与钙、脂肪酸、胆汁酸、细菌等共同形成，性状多不定，可呈褐色或者棕色，通常质地软，触之易碎，相比于发生在胆囊，这种类型的结石更常见于肝内外胆管。③ 其他类型结石：比如混合型结石，是由胆色素和胆固醇以及钙盐等多种成分组合而成的结石，另外还有胱氨酸结石、碳酸钙结石、磷酸钙结石以及棕榈酸钙结石等，但通常较为少见。

胆囊结石并发胆囊炎有哪些症状

大多数情况下是胆囊结石引起了胆囊炎才会出现不适症状，常见以下症状：① 中上腹或右上腹闷胀或者疼痛，有时牵扯至右侧的背部，加重时可出现胆绞痛剧痛难忍。② 嗳气、厌油腻食物、恶心，加重时可出现呕吐。③ 腹胀、便秘。④ 发热，急性胆囊炎很多伴有发热，如果胆囊炎比较严重，化脓、穿孔时出现高热。

⑤ 胆囊炎的黄疸较重，胆囊肿大明显压迫肝总管，或者胆囊内小石头排入胆总管可引起黄疸。

为什么很多胆囊疾病患者一开始都会误以为是胃病

中上腹不适是消化不良的常见症状，很多人常常以为是胃的毛病，但是服用很多胃药也不管用，最后做了 B 超才会发现胆囊疾病。胆囊炎、胆囊结石和胃病经常混淆，这是因为胃和胆都属消化系统，都表现出跟进食相关的症状，比如嗳气、闷胀、恶心、呕吐，吃多了就发生中上腹胀痛，吃少了就感觉还可以。而胃的毛病大多出现在胃窦部，和胆囊胆管的位置，两个器官生病时疼痛部位很多时候有重合，感觉也差不多，所以很容易相混淆。鉴别的方法有三个。① 如果进食油腻后，中上腹不适的症状明显加重，要考虑胆囊疾病。② 胆囊疾病还有其他一些特别症状，如肩背部牵扯不适疼痛。③ 自己敲击右侧腹部（肋缘下），如果振动性疼痛多半也是胆囊疾病。

因此，当发生中上腹不适时不要盲目吃胃药，建议及时到医院，寻求专业医生的帮助，对症治疗。

胆囊炎一定是由胆囊结石引起的吗

绝大多数胆囊炎是由胆囊结石引起的（大约 95%），但也有少部分患者的胆囊炎并不是由胆结石引起，称为非结石性胆囊炎。这种类型的胆囊炎有炎症表现，B 超检查有助于诊断。常见的原因有胆内细菌感染、胆囊管狭窄、胆囊缺血、胆囊肿瘤，以及严重感染、创伤、烧伤或手术后等情况。

胆囊结石和胆囊炎其实并不是一个病，只是相关性很强，胆囊结石是胆囊内部的病变，胆囊炎是胆囊壁的病变。

为什么很多人都会得胆囊息肉，
胆囊息肉是不是真的都是息肉

"息肉"这个词大家一定不陌生，胃、肠、鼻，较大的空腔脏器，很多都会长息肉，胆囊也是。但是 B 超检查发现的胆囊息肉为什么越来越多？这是因为 B 超的分辨率越来越高，一些胆囊壁上的新生结石或者小息肉都能轻易发现，而且这些息肉或者结石都黏附在胆囊壁上。当你转动身体这些息肉样东西的位置不动，不会在胆囊里滚来滚去，B 超医师就倾向于打出胆囊息肉的诊断。所以我们可以看到胆囊息肉的诊断越来越多，也就是越来越多的人得了胆囊息肉。

胆囊息肉分真性息肉和假性息肉，真性息肉就是真的是息肉，是源于胆囊黏膜的真性增生。假性息肉是胆固醇与胆汁酸溶解失平衡所形成的胆固醇单水结晶，临床上绝大多数是胆囊假性息肉，这些所谓的息肉就是胆囊结石的早期表现。胆囊息肉主要依靠 B 超诊断，但 B 超很难分辨真性息肉和假性息肉。在息肉较小时其他检查也很难分辨，所以往往 B 超医生只要看到胆囊黏膜上有息肉样增生，不随体位改变而移动，就会做出胆囊息肉的诊断。

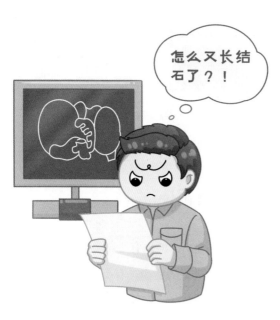

怎么又长结石了？！

胆囊息肉还是胆囊结石

泥沙样胆结石不用手术可以排出来吗

泥沙样胆结石是泥和沙样胆结石的总称，是否可以排石要看结石的形态。

如果是泥状胆结石，B超下看不到沙洋结石，这种结石可以口服利胆药物排出来，但要配合控制饮食，排石过程中少吃高脂、高胆固醇食物，排石后也要控制饮食。

如果是沙样结石，结石直径超过 5 mm，这种情况不建议排石，因为泥沙俱下，排石过程中很容易出现胆管梗阻，由此引发急性胆管炎、急性胰腺炎，病情会比较凶险。尤其是对于有其他基础疾病的老年患者，就得不偿失了。

如果是混合型结石，同时结石直径小于 5 mm，可以尝试服药排石，但要密切注意有没有突发的腹痛、发热、黄疸，如果有这些情况要及时就医。

另外，排石治疗前需要做一个必备的检查——胆囊的收缩功能。只有胆囊的收缩功能良好，才有动力排石。如果胆囊的收缩功能很差或者没有，那排石的可能性就很低。

胆囊结石能像肾结石一样服药排石，甚至震波碎石吗

胆囊结石和肾结石都是非常常见的疾病，既然都是"石头作祟"，那么是不是都可以用超声波碎石治疗呢？答案是否定的，主要有以下几个原因。① 结石的部位不同。肾脏、输尿管位置固定，在 B 超和 CT 下可以精确定位结石，冲击波聚焦作用于结石，安全有效。胆囊的位置不靠后背或者前腹壁，且胆囊一半以上的部分是游离晃动的，震波的能量会缓冲掉，很难震碎胆囊结石。② 碎石的并发症。尿路结石碎石后的并发症较少，少数肾结石碎石后容易出现血尿、尿路感染等，相对安全有效。由于胆总管上端连接胆囊管，下端与十二指肠、胰腺关系密切，冲击波要震碎巨大的胆囊"石头"需要很大的能量，会带来很多不良反应，危害很大。即使把结石震碎了，"石头"有棱角，排石过程中大大小小的结石容易堵在胆总管里，很容易嵌顿，造成

出血、梗阻，还会进一步引起胆管胰腺的病变，这些都属于严重并发症，危险性很大。因此，如果想把很大的"石头"震碎来排石，这是很不建议的。

那么，胆囊结石的排石治疗是怎么样的？这个要具体问题具体分析。如果是泥沙样结石，很多时候可以服药排石。如果"石头"较大，"石头"的直径大于胆囊管的直径，那么服药排石的可能性不大，很难把"石头"从胆囊排到胆总管里，就算排下来了依然会引发嵌顿、梗阻，以及胰腺病变，非常凶险。

胆囊息肉为什么大于1 cm时医生都会建议手术

胆囊癌是一种很严重、恶性程度非常高的疾病。因此，临床医生秉持"宁可错杀一千，不可放过一个"的原则，尽量做到防患于未然，把胆囊癌的风险扼杀在摇篮里。胆囊息肉就是危险因素之一。当胆囊息肉的直径超过 1 cm 时，其癌变的风险较大，癌变比例约在 5%，所以胆囊息肉短期内快速生长，或者直径大于 1 cm 时建议手术切除胆囊。很多患者术后拿到病理报告，提示是假性息肉，难免会有一些后悔，其实大可不必，长远来看，还是获益良多的。

为什么有的人得了胆囊结石会疼痛，有的人却没有感觉

临床上，大约有近 50%～70% 成的胆囊结石患者是没有症状或症状不明显的，可以说胆囊结石大多时候是非常安静的。胆囊结石之所以会引起疼痛，主要是和以下两种情况有关。① 结石引发了胆囊炎症。结石一经成形存留体内，就会对胆囊壁进行反复刮摩、损伤受压部位的胆囊黏膜，从而导致细菌在此进行大量繁殖。长此以往，易诱发慢性胆囊炎症，使胆囊出现水肿，胆囊壁增厚，影响胆囊正常的收缩运动，进而引起右上腹部阵发性地疼痛、闷胀等，还可伴有恶心、嗳气等消化不良的症

状。② 结石出现嵌顿，造成胆道梗阻。随着胆囊的收缩运动或睡觉时体位的改变等，结石也会随着胆汁的流动而发生位置改变，甚至出现结石嵌顿在胆囊颈部或胆囊管的情况。一旦结石嵌顿造成胆囊管梗阻，使胆汁无法顺利排出，就会导致胆囊内压力升高、胆囊收缩加剧，从而引发剧烈的胆绞痛症状。

很多患者的胆囊结石没有任何临床症状，只是在健康查体时才被发现，而且部分患者会终身表现为静止性结石，也就是到生命的最后也没有出现过因为胆囊结石引起的疼痛。

胆囊结石越大越危险吗

很多患者很关心胆囊结石的大小，觉得结石大就很可怕，小就无所谓，但是事实恰恰相反，大的结石往往不容易引起嵌顿，小的结石会滚来滚去，容易进入胆囊的颈部或者胆囊管，甚至会排到胆总管，引起很重的胆囊、胆管炎症。一旦结石嵌顿在胆囊颈部形成完全性梗阻，还可诱发急性胆囊炎使胆囊迅速变得肿大。若不及时治疗，不仅会加速胆囊功能的丧失，甚至还可能会并发胆囊化脓、穿孔等严重并发症。

除此之外，小的胆囊结石还可能因胆囊的强烈收缩而掉入胆总管中，形成胆总管结石。胆总管的管径一般是 5 ~ 10 mm，相比胆囊结石而言，胆总管结石治疗起来更加复杂、困难，情况严重者还可引发梗阻性黄疸、急性胆管炎、胆源性胰腺炎等并发症，威胁生命安全。

如果结石不痛，患者是不是就可以不用在意它

既然有很多胆囊结石是安静的，那么是不是就可以不用在意它呢？答案是否定的。尽管胆囊是个小器官，但是胆囊癌的恶性程度很高，近年来胆囊癌的发病逐年增

高就与胆结石的高发病率密切相关。结石安静并不等于无害，"沉默"的结石反而更要引起警惕和重视。这是由于在胆囊结石的慢性刺激下，胆囊会逐渐丧失功能，甚至引发胆囊癌变，一旦演变成胆囊癌，后果不堪设想。因此，对于无症状的胆囊结石患者，依然建议定期检测随访。

治疗胆囊结石、胆囊炎的药物是中药好还是西药好

对于胆囊结石较小或者无症状，以及症状较轻不愿意接受手术的患者，可以选择药物治疗。目前治疗胆囊结石胆囊炎的药物有很多，有中药也有西药，各有千秋。

西药包括熊去氧胆酸胶囊、茴三硫、解痉止痛药物、抗生素等。中药包括中成药、中药制剂，中成药种类很多，包括胆宁片、消炎利胆片、清胆胶囊、金胆片、胆舒胶囊、大黄利胆胶囊、熊胆疏肝利胆胶囊等。

胆囊炎、胆绞痛急性发作时往往要西药消炎止痛，症状缓解时可口服中药或者西药利胆治疗。中成药性价比较高，效果较好，应用比较广泛。

为什么不吃早餐容易生胆囊结石，
不吃晚饭也会容易生结石吗

不吃早餐容易发生胆结石，原因有二。① 胆固醇过高。因为胆固醇是胆结石重要成分，不吃早餐会导致胆固醇出现代谢紊乱，容易形成结晶，进而会导致胆囊结石。② 胆汁分泌排泄异常。胆囊是储存胆汁的器官，当进食时胆囊才会收缩排出胆汁。如果患者不吃早餐，前一天晚餐到第二天午餐中间时间非常长，超过 12 小时，这个时间段内胆囊一直没有收缩，胆囊内胆汁存储过久会变得非常稠厚，很容易出现结石的现象。

同样道理，不吃晚饭也会引起上面两种情况，也会容易产生胆囊结石，所以三餐定时，顺应消化道的运转规律，可以减少胆囊结石的发生。

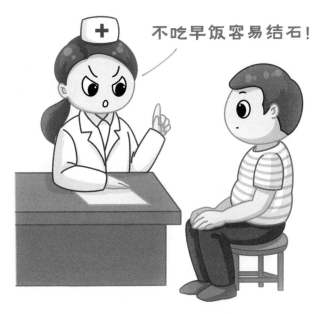

不吃早饭容易结石！

医生指导胆囊结石患者的生活起居

胆囊结石、胆囊炎有哪些饮食禁忌

无症状的胆囊结石发作成为胆囊炎，饮食是最大的诱发因素，因此，胆囊结石患者的日常饮食需要注意清淡和规律进食、具体分析如下。① 低胆固醇饮食：过量的胆固醇会导致结石的形成，因此患者在日常饮食中需要避免高胆固醇食物的摄入，如蛋黄、猪脑、动物内脏等。② 低脂肪饮食：胆囊结石患者的胆汁分泌功能降低，摄入高脂肪饮食后可能会导致消化不良，因此日常饮食应少摄入肥肉、炸鸡、薯片等高脂肪饮食。③ 清淡饮食：清淡饮食可以减少患者的胆汁分泌，促进疾病康复，建议患者多食用米粥、南瓜粥、清汤等清淡饮食，对恢复健康有积极影响。④ 规律进食：

人体进食后胆囊就会分泌胆汁以帮助消化，养成规律的饮食习惯可以减少胆汁在胆囊中的滞留时间，直接减少胆结石的形成。⑤ 避免刺激饮食：辛辣食物、酒精会增加胆汁的分泌，不利于胆囊疾病的控制、治疗，胆囊结石患者应避免这类刺激性食物。

胆囊炎发作时为什么容易便秘腹胀，排便后为什么腹胀会缓解

胆囊炎急性发作会影响到胆汁的排泄，而胆汁属于机体消化液的一种成分。如果导致胆汁排泄受阻，就会引起消化不良，导致肠道内容物难以排出体外，进而出现便秘腹胀。

排便后能缓解胆囊炎的症状，是因为排便有助于清除肠道内的废物和有害物质。胆汁由肝脏合成，通过一级级的胆管、胆囊最终进入肠道，随大便和小便排出体外，从上至下，井然有序。当胆囊发生炎症的时候，或有结石梗阻，或有胆汁黏稠，排出不畅，或有胆管充血水肿等，这些都会导致胆道系统出现不通的状态，治疗的关键就是要恢复胆道系统的通畅。排便后肠道压力会减小，胆汁淤积有效缓解，腹胀腹痛的症状也会随之减轻。因此有"胆系感染下为先"的说法，所以很多治疗胆囊炎胆囊结石的中成药，大多都有清热通下的作用。

医生为什么建议胆囊结石患者多向右侧卧睡

胆囊是个倒立的瓶子状，大部分患者胆囊的底部也就是瓶子底部偏向右侧。胆囊底部至颈部是右上向左下方向的，逐渐变细并通过细细的胆囊管汇入到胆总管；若胆囊内有结石，且经常采取左侧卧位休息，容易使结石滚动到胆囊的下部，有可能嵌顿到壶腹部及胆囊管，引起胆囊内胆汁排出而发生胆囊炎。而右侧卧位结石容易掉入胆囊底部，不易发生嵌顿，从而减少胆囊炎的发作。

患者有胆囊结石但从来不疼要手术吗

这个问题是很多人都关心的问题，有很多因素需综合考虑。① 在早期病情比较轻，胆囊结石比较少，而且结石体积比较小，如果没有出现疼痛的情况，可以暂时不做手术，可在医生指导下服用利胆类等药物进行治疗。② 胆囊结石随着病情的发展逐渐增多，体积增大，虽然没有出现疼痛的情况，但是也需要及时进行手术，以免结石嵌顿、梗阻，引起严重危害。③ 如果患者准备怀孕，这时也可考虑切除胆囊，因为孕后如出现胆囊疾病或者胆管疾病，还是比较被动的。④ 如果患者有胆道肿瘤家族史，这时胆囊结石就是一个危险因素，建议还是手术切除胆囊。⑤ 如果结石生长缓慢，每年体检发现结石一直在增大、增多，但速度并不是很快，从来没有疼过，这个时候可以不手术，随访观察就好。如果出现腹部疼痛，合并胆囊炎发作，还是尽快入院，必要时切除胆囊。⑥ 60 岁以上的老年人可以考虑切除胆囊。因为随着年龄增大，全身状况会逐渐下降，内科等其他疾病大概率会伴随而至。饮食油腻很容易诱发急性胆囊炎、胆管炎，甚至是胆源性胰腺炎，会给身体带来更大的伤害，同时治疗难度较大。因此，从治未病的角度出发，老年胆结石患者切除胆囊的利大于弊。

保守治疗胆囊炎就可以，为什么还要开刀，微创手术好还是传统开腹手术好

胆囊结石、胆囊息肉等常并发胆囊炎，严重者并发胆管炎、胰腺炎，甚至发展至胆囊、胆管癌。就医后医生会建议患者切除胆囊，患者往往非常害怕，有的是对手术的恐惧，有的是对切除胆囊后对身体影响的担心，往往犹豫不决。但胆囊疾病保守治疗可能会给患者带来更大的痛苦，一是可能要长期服药，经常腹部疼痛时好时坏，患者也会有焦虑和抑郁的不良情绪；二是对饮食控制严格，营养状况和生活质量明显下

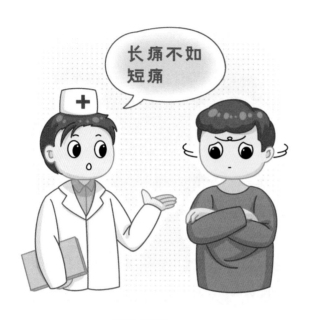

长痛不如短痛

胆囊炎要开刀？

降；再者胆囊疾病部分可能发展至更严重的疾病，甚至危及生命。目前微创切除胆囊是一个创伤较小、恢复很快的手术。长痛不如短痛，胆囊该切还是要切的。

目前，随着腹腔镜技术的普及，大多数胆囊切除术都在腹腔镜下完成，很多患者疑虑会不会切不干净，到底是哪种手术方法好？其实，无论开腹手术还是微创手术，其实只是肚子上切口的区别，开腹手术是在右侧腹部切开 10～20 cm 的切口，微创手术的损伤小一点，是在肚子上打几个小洞，但是腹腔里面的手术操作范围和操作步骤是基本一样的。

腹腔镜胆囊切除术是开展最早的微创手术，也是第一个成熟的微创手术，开展几十年至今，已是普外科医生最常做的手术之一。腹部外科里微创手术大部分指的是腹腔镜手术，也就是我们常说的打洞手术。切除胆囊要在腹部打 1～4 个洞，根据胆囊病变的轻重及患者的胖瘦等可选择打 1 个洞、3 个洞或者 4 个洞，切除的胆囊可以从所打的洞里取出。微创手术后患者一般一天左右就可以恢复饮食和运动，也有很多医院开展腹腔镜胆囊切除日间手术，大部分患者可以术后一天内出院。微创手术既恢复快，又美观，并发症少，所以胆囊切除术首选微创手术。

并不是所有的胆囊切除都是可以微创完成的。比较复杂的胆囊手术或者胆囊解剖有异常的手术，由于手术野的局限，单独通过腹腔镜手术不一定能够完全做下来，那么这种情况下就要及时果断的中转开腹，改为传统的手术方式，手术野变大了，便于应对和处理一些特别复杂的情况。可见，两种手术方式并不矛盾，目前临床以微创手术为主，开腹手术为保障。

保胆取石是什么手术，这种手术好吗

保胆取石手术是指保留胆囊，将胆囊内的结石取出的手术。目前有部分医院开展这个手术，但大多数医院和医生并不推崇这种术式。为什么这么说呢？对于大部分胆囊结石伴有慢性胆囊炎的患者而言，保胆取石并不能彻底解决问题。因为胆囊结石和胆囊炎的发生通常伴随着胆囊上皮细胞的炎症性病变，保胆取石手术虽然取出了胆囊结石，但是胆囊的病变依旧存在，长石头的土壤还在，治标不治本，术后会很快形成新发结石，导致患者多次手术，甚至延误病情，往往得不偿失。保胆取石手术看似微创，但会对患者造成更多的风险和危害。

如果患者想要尝试保胆取石手术，需要满足三个条件。① 胆囊结石数量一般要少于 3 枚。② 胆囊的收缩功能正常。③ 无胆囊炎症表现。但如果同时具备这三项条件，患者的胆囊结石处于稳定期，即使暂时不行手术，长期随访观察也是可以的。

切除胆囊后对身体的影响大吗，
为何有人切除胆囊后会出现腹泻，如何改善

胆汁不是由胆囊产生，而是由肝脏所产生，胆囊的主要作用是储存和浓缩胆汁。在进食后，胆囊收缩将胆汁排入十二指肠，促进蛋白质和脂类物质的消化。如果将胆囊切除，胆汁仍然可以通过胆管进入肠道促进食物的消化。很多患者在胆囊切除前，由于胆囊已经发生病变，胆囊的功能有不同程度的损伤，所以将胆囊切除后对食物的消化影响不大。此外，随着时间延长，胆管会有一定程度的扩张，逐渐代偿胆囊的原有功能。因此，很多患者刚刚切除胆囊后会有腹泻症状，但过一段时间会缓解，就是

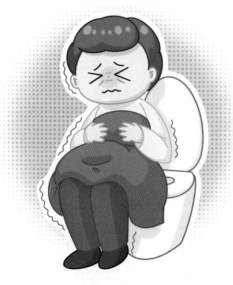

腹泻患者

因为胆管代偿的原因。

为什么会出现腹泻的症状？原因如下。① 胆囊切除后，胆汁的质与量发生很大变化，食物消化过程中缺乏足够质和量的胆汁。② 手术后患者的肠胃功能会有一段时间处于紊乱状态，机体尚未建立起良好的代偿机制，此时很容易出现消化不良，多表现为腹泻，特别在进食高脂食物后，腹泻的情况更明显。③ 胆汁没有经过浓缩就流进肠道中，肠道微生态发生变化，菌群失调也很容易引起腹泻。

腹泻是胆囊切除术后很多见的一种并发症，有些患者可能会在一定时间内自愈，有些患者可能不断反复迁延不愈。通常情况下，胆囊切除术后一个月内发生腹泻的概率为50%左右，术后三个月内发生腹泻的概率为30%左右，术后半年内发生腹泻的概率为10%左右，胆囊切除术后发生腹泻的概率随着时间的推移不断下降。胆囊切除术后腹泻会在半年到一年内消失。

术后腹泻的发生率与患者年龄、术前胆囊状态有很大关系。年龄越小，发生腹泻的概率越高；术前如果胆囊功能很差或者胆囊基本已经失去正常的生理功能，胆囊切除术后发生腹泻的概率非常小。

（1）晨间发生腹泻的原因与应对措施：夜晚小肠内胆汁积聚过多，用完早餐后，肠蠕动增快，小肠液中含有大量胆汁刺激结肠，容易发生腹泻。晨间腹泻的特点：① 早餐后发生，伴有腹痛和腹泻。② 早晨发生两三次腹泻后，症状会自然缓解。③ 肛门处会有疼痛感或不适感，这是因为胆汁刺激肛门所致。该类型的腹泻在临床最为多见，也被称为胆汁性腹泻。应对措施：① 每晚入睡前吃几片面包或馒头等碳水化合物，这类食物可吸附小肠中的胆汁，切记不要喝水太多，如果患有糖尿病或肥胖的人要慎用。② 夜晚睡前吃 6 片铝碳酸镁，可以加强胆汁的吸附，有效缓解早晨腹泻的情况。停药后还会再发生腹泻，不建议长期使用。③ 消胆胺或蒙脱石散也有缓解腹泻的作用，建议腹泻严重的时候可以酌情选用。

（2）餐后发生腹泻的原因与应对措施：正常情况下，脾胃有相对固定的工作时间，因此，我们每天都需要在固定时间段进餐，摄入的食物需要大量高浓度的胆汁来帮助消化。如果胆囊切除了，就没有可以储存和浓缩胆汁的胆囊，人体缺乏充足的有效的高浓度胆汁来消化食物，尤其是对高脂肪食物的消化会受到影响，所以部分患者用餐后会发生腹部胀满不适和腹泻等。餐后腹泻的特点：① 进食高脂肪食物或肉类食物后腹泻明显严重，如果只吃素食不会发生腹泻。② 用餐后发生腹泻，两三次后会慢慢好转。③ 长时间发生腹泻会造成脂溶性维生素的缺乏，肠道吸收不良，进而导致营养不良等，进而使患者变得更加消瘦。应对措施：① 胆囊切除术后不建议吃大量高脂肪食物和肉类食物，远离辛辣刺激性食物，进食的种类与数量要以患者进食后不出现不适或腹泻为标准。② 复方阿嗪咪特不仅具有促进胆汁分泌的功效，同时还具有促消化的作用，尤其是胆囊切除术后患者消化吸收异常的患者，餐后服用两三片可有效减轻餐后腹胀不适，还可促进食物的消化与吸收，减轻腹泻的发生。③ 可选择得每通和达吉等消化酶类药物，也可改善腹泻的发生。

（3）不规则腹泻的原因与应对措施：胆囊切除后，大量胆汁会不断地流进结肠。内环境发生变化和肠道菌群失调等都容易引起腹泻；长期胆汁刺激也会增加炎症性肠病、结肠息肉的发生；情绪和心理的变化也会加重腹泻的表现。临床上不规则的腹泻总是不断反复发作，病程较长，还会发生黏液便或是黏液血便。应对措施：如果腹泻反复发作，没有特殊的规律性，建议及时到医院就诊，进一步做专科检测，诸如粪便常规、结肠镜和细菌培养等，明确腹泻的原因；再根据病因对症药用，通过服用中成药、菌群调节药和一些吸附性的止泻药等都会有明显疗效；但不建议长期使用洛哌丁胺这类动力抑制性止泻药。

切除胆囊后会更加容易得结肠癌吗，有哪些注意要点

有些患者认为胆囊切除后会增加结肠癌的发病率，所以在发生胆囊炎的时候不愿意切除胆囊。关于这个话题，切除胆囊是否会增加结肠癌的发病率，学术界一直存在争议，很多大样本的研究结论也不甚统一。

我们可以换个角度来看这个问题。假设上述的结论是成立的，如文献报道所言，胆囊切除后会增加结肠癌的发生，概率增加大约是 1‰。再看另外一个数据，慢性胆囊疾病如胆囊结石、萎缩性胆囊炎等变成胆囊癌的概率是 3%，两个数字是 30 倍的关系。众所周知，胆囊癌的恶性程度远远高于结肠癌。另外，胆囊疾病如果不及时治疗，往往会诱发胆管炎、胰腺炎等严重并发症。综上，从这个角度来说还是切除胆囊安全很多。

因此，不要因为害怕得肠癌而延迟或者对胆囊切除存在迟疑，只要存在胆囊切除的手术指征，应该及时接受手术治疗，利大于弊。

① 饮食清淡：术后的一段时间内需要遵循低脂、低胆固醇的饮食。少吃油炸、辛辣、腌制等刺激性食物，以免刺激胆囊切口。多食用富含膳食纤维的食物，如水果、蔬菜、全谷类，有助于消化和排便。② 分餐进食：胆囊切除后，胆汁的储存和释放功能会受到影响。建议分多次进食，减少饭量，避免进食过多的脂肪和油腻食物。如果出现消化不良、腹胀等症状，可以咨询医生并适当调整饮食。③ 睡眠和活动：手术后的休息非常重要，应尽量保证充足的睡眠时间。在康复期间，避免剧烈的体力活动和重物提拿，但适度的散步和一些轻度的运动有助于促进血液循环和恢复。④ 定期复查：术后需要遵循医生的建议定期复查以监测恢复情况和排除并发症，如胆囊切除后的胆纳管检查、肝功能、血脂等检查。⑤ 药物使用：术后可能需要一段时间服用抗生素和止痛药物。患者应按医生的建议准确用药，并注意药物的不良反应。

胆囊腺肌症是什么病，会发生癌变吗，如何治疗

胆囊腺肌病是一种以腺体和肌层增生为主的良性胆囊疾病，为胆囊增生性疾病的一种，以慢性增生为主，兼有退行性改变，其发病原因尚不明确。胆囊腺肌症往往无特异性症状，少部分患者出现腹痛等类似胆囊炎、胆石症的症状。胆囊腺肌症是否会癌变通常取决于具体的情况，大部分胆囊腺肌症患者属于局限性腺肌症，通常没有癌变的风险。如少部分弥漫性的胆囊腺肌症或者节段性胆囊腺肌症，由于胆囊结石反复进行摩擦，慢性炎症长时间刺激后可能会有癌变的可能。

对于病灶直径小于 1 cm 的胆囊腺肌症可以继续观察，若直径大于 1 cm 还是建议手术。虽然胆囊腺肌症可以切除局部胆囊壁来完成，但因为胆囊本身体积较小，切除了部分胆囊壁再缝合起来，往往会影响胆囊的功能，而且胆囊腺肌症往往会和胆囊结石、胆囊炎、胆囊息肉等并发。另外，中药、西药治疗对胆囊腺肌症的效果都不佳，目前尚缺乏针对性的药物治疗。因此，一般情况下临床主要通过切除胆囊治疗胆囊腺肌症。

为什么医生都建议萎缩性胆囊炎患者手术

萎缩性胆囊炎最主要的特征就是胆囊萎缩变小了，这表明患者的胆囊收缩功能减退。这种情况下胆囊已经失去了储存和浓缩排泄胆汁的作用，失去胆囊正常的生理作用；胆囊萎缩，胆汁排泄不通畅，潴留在胆囊内导致胆囊炎、胆囊结石、胆囊息肉等疾病的发生。胆囊受到长期慢性刺激，胆囊癌的发病概率明显提高。因此，胆囊萎缩了不能发挥正常的作用，放在体内有百害而无一利，还是尽早切除为好。

胆囊癌是怎么发生的，其和胆囊结石有关系吗

胆囊结石、胆囊慢性炎症、胆囊息肉、胰胆管汇合异常、胆道系统感染、肥胖、糖尿病、遗传等都是胆囊癌的高危因素。胆囊结石和胆囊癌存在着密切相关性，胆囊结石是胆囊癌发病的高危因素之一，绝大多数胆囊癌见于胆囊结石患者。胆囊结石刺激胆囊黏膜上皮导致炎症、胆囊壁增厚，慢性炎症的持续存在容易诱发胆囊癌的发生。某些特殊类型的胆囊炎，如慢性黄色肉芽肿性胆囊炎或者是胆囊壁磁化、胆囊壁钙化等都是胆囊癌的高危因素。

此外，胆囊结石的大小与胆囊癌的发病也呈正相关。直径超过 3 cm 的胆囊结石，其发生胆囊癌的风险要比直径只有 1 cm 胆囊结石的患者高 10 倍以上。所以胆囊结石的存在无疑是胆囊癌的危险因素。"上工治未病"，因此，对于胆囊结石这一良性疾病的及时治疗，有助于降低胆囊癌的发生。

胆囊癌如何尽早发现和治疗

胆囊癌早期一般无明显症状，因此很难发现。但如果定期体检，当腹部 B 超检查发现胆囊的结构异常，如胆囊壁很厚或者不均匀的增厚，进一步检查 CT 或者 MRI，结合血液检查等有望提早发现胆囊癌。另外，很多患者是因为胆结石、胆囊息肉、胆囊炎症而做切除胆囊的手术，术前或术中医生怀疑是癌，在术中做冰冻快速病理发现确实是胆囊癌。还有一些患者术中没有发现，术后病理才发现是癌。上面提到的这些患者比较幸运，更多的患者是在出现腹部肿块或者黄疸时才前往医院，这个时候往往都是晚期胆囊癌。

胆囊癌的恶性程度高，易发生转移，因此，治疗的目标是尽量延长生存时间。目前推荐多学科诊疗模式，联合外科、肿瘤科、放疗科、介入科、病理科等，仔细分析患者的具体情况，制订个体化的治疗方案。有手术指征的建议积极手术，如果错过手

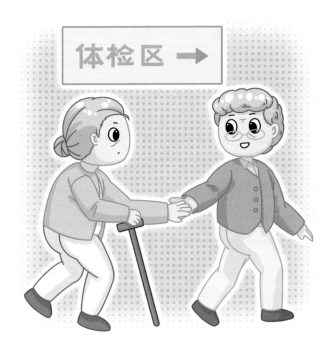

定期检查

术时机的患者给予化疗或者放疗、介入治疗。另外，免疫治疗、靶向治疗、细胞治疗等方法也逐渐应用于胆囊癌的治疗。

相对于治疗胆囊癌，外科医生更为强调的是诊断的关口要提前，当有胆囊癌的高危因素时，应该及时手术切除胆囊，做到早发现、早诊断、早治疗才能帮助患者从胆囊癌的"魔爪"中逃出来。

中医如何治疗胆囊疾病，效果怎样

胆囊疾病在中医上属"胁痛""胆胀""黄疸""腹痛"等范畴。中医学认为，胆囊疾病与肝、脾、胃密切相关，朱培庭教授提出"胆病从肝论治"的学术思想，常常从肝、脾的角度来治疗胆囊疾病。对于胆石症，中医反对一味强调手术切除的方法，而是主张"急则治其标"，应该慎重选择手术疗法。对于无症状者，选择非手术疗法，防止急性发作。对于胆囊严重萎缩、功能丧失或胆囊充满结石者，首选手术治疗。对于胆囊收缩功能不良者，可进行3～6月的试探性治疗，功能逐渐恢复者继续中药治疗，功能无改善者考虑手术治疗。

中医认为人是一个有机整体，采用望、闻、问、切的方法辨证论治，个体化治疗。辨证类型主要有肝胆气郁、肝胆湿热、肝胆蕴热、肝阴不足、气滞血瘀等，治疗的手段有中药汤剂、中成药、针灸、艾灸等。

中医治疗胆囊疾病也有自身的优势，就如我们目前治疗胆囊疾病应用的中成药，效果并不比西药差，甚至说很多效果超过西药，更适合患者长期服用。中医目前治疗胆囊疾病的手段也很多，如中药、中成药、针灸、艾灸等。尤其是高龄患者、全身状况差的患者、夹杂病多的患者、不能手术又不适合西药治疗的患者，中医的优势更为明显。

中医治疗胆囊疾病不单纯着眼于胆囊，而是有整体观、系统观，兼顾肝、脾、胃等同时治疗，辨证论治，更具全面性而标本兼治。

胆管疾病常见的种类有哪些，胆管疾病 为什么比胆囊疾病更加难以治疗

临床上最常见的是胆管结石和胆管炎，胆管肿瘤的发病率也逐年增加。相比胆囊疾病，肝胆外科的医生普遍认为胆管疾病更加麻烦和棘手。这是由胆管的解剖位置决定的。胆囊像是胆管树上的果实，当胆囊发生病变时大多数可以通过切除胆囊来解决。但是，胆管的相邻器官就复杂得多了，上面连接肝脏，中间连接胆囊，末端与胰管并行，以乳头的方式连接十二指肠，同时胆管的走行路线很长，管径又很细，胆管的上下联通作用无法被其他方式取代，因此胆管疾病的种类更加繁多，更加复杂，甚至有很多危急重症，诸如胆源性胰腺炎、急性胆管炎等，都是急腹症，治疗起来也比较复杂。

B超发现肝内胆管结石或者钙化，该怎么办

临床上经常有患者做体检或者做 B 超时，报告单提示肝内胆管小结石或者钙化灶，但是患者没有症状和不适。如果这种情况，可以采取定期复查的办法，不需要特别治疗。

如果发生以下情况则需要进一步检查，进行 CT 或者 MRI 检查，精确判断患者结石或者钙化灶的具体情况，再根据检查结果采取下一步的治疗办法。① 肝内胆管结石如果直径大于 1 cm 必须要警惕，即使没有症状也要积极干预。因为这种较大体积的结石，一般都在粗的胆管里，随时可能发生梗阻，堵住胆管造成很多并发症。② 结石数量很多，成串生长，也要尽早干预，因为这种情况大多有胆管畸形，肝内胆管结石往往是越长越多，暂时没有症状只是时候未到。③ 有不适症状，这时往往造成了胆道感染和胆汁淤积，如肝区疼痛、黄疸、发热等。检查发现肝功能异常或者并发感染，这时必须要积极治疗了。

肝内胆管结石如何进行治疗，生活起居注意什么

如果结石比较小，无症状，这时要控制饮食，口服利胆药物，定期随访。如果结石较大、较多，一般都需要手术治疗。分两种方式，一种是介入手术；一种是肝脏手术。

介入手术主要有两种，一种是经皮胆管镜治疗，简称 PTCS，一种是逆行胰胆管造影，简称 ERCP。PTCS 是胆管镜从体表插入肝脏，再插入胆管的治疗方式，适合靠肝脏外侧三级分支以上的胆管结石治疗；ERCP 是经口入路，如同做胃镜的方式，十二指肠镜从十二指肠进入胆总管的治疗方式，适合靠肝门二级分支胆管内的结石治疗。

肝脏手术主要有三种，一种是肝切除术，适合很多结石聚集在一定的肝叶里，严重者出现胆管狭窄或者扩张、肝脏萎缩纤维化的患者。这种情况下需要将结石所

在的肝脏区域一起切除。第二种是胆管切开取石术，这种适合肝脏和胆管正常、胆管结石不是很多的患者。第三个就是肝移植术，这种适合整个肝脏或者大部分肝脏内长满结石、多次常规手术后结石仍复发、肝脏功能很差、伴有肝硬化门静脉高压的患者。

肝内胆管结石患者的生活起居需要注意以下几方面。

首先要注意饮食，忌食以下几类食物。① 高胆固醇的食物，比如动物内脏、蛋黄、肥肉等。② 高脂肪的食物，比如油炸食品、奶油蛋糕等。③ 辛辣刺激的食物，比如辣椒、胡椒、花椒等。④ 高糖分的食物，比如糖果、蛋糕、巧克力等。⑤ 酒类，比如白酒、啤酒、红酒等。

其次要做好生活管理，建议规律运动，适当的控制体重，避免过胖，尽量将血糖血脂控制在正常范围内。另外，要定期到医院进行复查，及时了解肝内胆管结石的发展情况。

药物治疗主要是一些利胆药物，如西药的熊去氧胆酸胶囊、茴三硫等；一些疏肝利胆的中成药，如胆宁片、清胆胶囊、消炎利胆片等。中医利胆治疗的同时也有疏肝治疗，效果较西药有优势，并适合长期应用。

肝外胆管结石是怎么产生的，有什么症状，急性胆管炎为什么可怕

肝外胆管结石指肝总管、胆总管内的结石，也就是我们所指树干里的结石。但由于胆汁向下流动和重力的作用，肝外胆管结石一般都在胆总管里。

大多数肝外胆管结石都是继发性结石，指从其他地方排到胆总管里的，绝大部分是胆囊里的结石排到胆管里，少部分是肝内胆管结石排到胆总管。少数是原发性肝外胆管结石，就是指胆总管里自生的结石，是因为胆道感染、胆汁淤积、胆道异物或者胆管解剖异常等因素所致。

有时候肝外胆管结石较小，尚没有出现胆管梗阻，或者继发感染，患者往往没症状或者症状很轻；但如果一旦有梗阻伴有感染，也就是并发急性胆管炎，那症状就会很严重，有时很凶险，甚至危及生命。

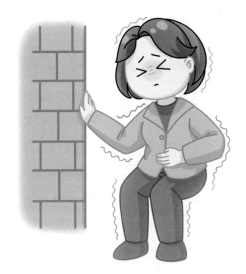

最典型的临床表现是腹痛、发热、黄疸。腹痛一般在中上腹，剑突下多，疼痛一般较为剧烈；有些还有消化道症状，比如恶心、呕吐。发热多数为高热，很多超过 39℃，并伴有寒战。黄疸是胆管梗阻的变现，患者出现皮肤发黄、巩膜发黄、

中上腹剧烈疼痛

小便颜色发黄甚至像浓茶一样、大便发白、皮肤瘙痒等。还有患者更加严重，会发生休克和意识障碍。急性胆管炎来势急，病情重，尤其高龄、内科疾病多的患者，预后不良，常常危及生命，因此，及时就医非常重要。这也是我们提倡有胆囊结石、胆管结石及早处理的一个原因。

肝外胆管结石和胰腺炎有什么关系

大家都知道胰腺炎很严重，殊不知大部分胰腺炎的发病与胆管梗阻相关。因为大约 85% 的胰管的开口是在胆总管上，二者汇合在一起，开口在十二指肠内。胆总管下端进入十二指肠的地方是一个活瓣收缩结构，通常称为十二指肠乳头。如果肝外胆管结石卡在这里，那么胰液也不容易进入十二指肠，胰液排出不畅会发为胰腺炎，这种胰腺炎也因此叫作胆源性胰腺炎。同上，这也是我们提倡有胆囊结石、胆管结石及早处理的一个原因。

MRCP、ERCP、PTC是什么意思

MRCP 是磁共振胰胆管成像的英文缩写，是近年发展起来的一种非介入性胰胆管成像技术，无须使用造影剂的胰胆管图像，通过磁共振检查，可以看到整个胆道系统的成像。特点是无创、无痛、无辐射。美中不足的是如果体内有金属植入物（钛合金除外）就不能使用 MRCP 了。

ERCP 是经内镜逆行胰胆管造影的英文缩写，目前已经是微创治疗胆胰疾病的主要手段之一。是将内镜经口插入，经过胃，到达十二指肠降部，经十二指肠乳头导入专用器械进入胆管或者胰管内，在 X 线透视下注射造影剂造影、导入子内镜／超声探头观察、进行脱落细胞／组织收集等操作，完成对胆、胰疾病的诊断，并在诊断基础之上实施相应介入治疗的总称。此外，对乳头病变还可活检帮助诊断。对于一些胆管疾病如胆管结石、胆管狭窄，在内镜下可以进行相应治疗。特点是 ERCP 既是检查手段，也可以进行治疗，检查如上所述，治疗比如取石、引流、放置支架等。ERCP 可以做到几乎无创伤的检查治疗，可以帮助胆汁、胰液正常进入肠道。这项技术的不足之处在于有并发胰腺炎的可能，需要术后密切观察。

PTC 是经皮经肝胆管造影的英文缩写。使用带塑料管外鞘的穿刺针，自右腋中线或前侧径路，在 X 线电视或 B 型超声仪监视引导下穿刺入肝内胆管，再注入造影剂即可清晰显示肝内外胆管，可了解胆管内病变部位、程度和范围，有助于黄疸的鉴别。主要用于梗阻性黄疸患者，以了解胆道梗阻部位、范围和原因。特点是经皮肝穿刺胆道造影的造影剂分布广泛，影像清晰，诊断正确率高，且不受肝功能障碍、黄疸及特殊设备的限制。该方法安全易行，尤其是利用细针穿刺以来，危险性已大为减少，在胆管增粗者成功率达 95% 以上，胆管不粗者成功率亦达 70%。不足之处是具有创伤性，患者有一定痛苦，外引流会丢失部分消化液，让胆汁留出体外，不能帮助消化，引起消化功能紊乱和电解质紊乱。

肝外胆管结石和胆总管结石能不用手术排出来吗

肝外胆管结石一般都是胆总管结石，如果结石较小，或者泥沙样结石，没有产生梗阻，很多时候患者是没感觉的，也很难发现，大部分情况下会自行排到十二指肠里。

有些患者胆总管结石较大，一直在胆总管里没有排下来，但也没有产生梗阻，患者没明显的感觉。这种情况下，医生往往不建议口服利胆排石药，风险很大，建议通过 ERCP 的方式来把结石去除，取出结石的同时可以检查十二指肠乳头这个"门"的情况，必要时把它切大一点，以利于后续再生的结石可以自行排出到肠道。

发生肝外胆管结石的患者在饮食方面
需要注意什么

肝外胆管结石治疗前或者治疗后患者都要控制饮食，同肝内胆管结石一样，尽量减少摄入高胆固醇、高脂肪、辛辣刺激、高糖分、酒类等。同时特别注意不能过饱饮食，饮食后不要剧烈运动，定期到医院随访复查。

中医治疗哪些胆管结石有优势

我们把胆道结石的状态分为静止期和发作期。在静止期，不管是肝内胆管还是肝外胆管结石，都没有症状。在肝内胆管结石的治疗上，西药大多效果不佳；中医药侧重辨证论治，肝胆同治，疏肝利胆，具有很大的优势，延缓结石的增长进程，排石溶石，效果较好。在发作期，在西医治疗的各个时期都可以联合中药治疗，尤其在急性期后配合中医药辨证论治，既可加快病情的恢复，又可防止结石的复发。中西协同治疗难治性、复发性胆管结石更具优势。

胆管炎也分肝内胆管炎和肝外胆管炎吗

胆管炎主要因胆管梗阻而发生，绝大多数的胆管梗阻又发生在肝外胆管，所以大部分是肝外胆管炎。肝外胆管炎往往也会影响到肝内胆管。

其实，肝内管胆管炎这个表述临床上并不常用。肝内胆管炎就是肝脏内的胆管发生炎症，此病的发病率并不高，有以下几种情况。① 肝内胆管梗阻引起的肝内胆管炎。② 肝内胆管因为结石、囊肿、肿瘤引起的局部胆管梗阻并发感染。③ 原发性硬化性胆管炎，原因不明确，可能与遗传和免疫有相关性，严重者累及全肝，导致肝衰竭。④ 原发性胆汁性胆管炎，是特异性的慢性胆汁淤积性自身免疫性肝病，累及全肝，后期往往导致肝硬化。

胆管癌有哪些特点，为什么说
胆囊癌是"癌中王中王"

胆管癌就是胆管上皮细胞的癌变，因此，有胆管细胞的地方也就有可能发生胆管癌。广义的胆管癌包括肝内胆管癌和肝外胆管癌，其中肝内胆管癌发生在肝内，属于肝癌范畴；狭义的胆管癌是指肝外胆管癌，我们主要讲述的肝外胆管癌。以下论述的胆管癌专指肝外胆管癌，包括肝门区至胆总管下端的胆管发生的恶性肿瘤。

胆管癌的发病率并不算高，约占消化道肿瘤的 2%～3%，其中肝外胆管癌的发病率约占一半左右，但其恶性程度高，死亡率几乎高居消化道肿瘤的榜首。胰腺癌俗称是癌中之王，但是胆囊癌被临床医生称为王中之王，可见其恶性程度之高。为什么这样说，主要有以下几点原因。

① 高度恶性：胆管癌是一种高度恶性的肿瘤，起源于胆管上皮细胞，它可以发生在胆管的任何部位，从毛细胆管到胆总管。这种癌症分化程度较低，容易侵犯胆管壁及周边的肝组织、血管、神经和淋巴组织，导致局部病变扩散。② 预后差：胆管

癌患者的总体预后较差。据统计，Ⅲ期胆管癌患者中只有大约 10% 的人能生存超过 5 年，而Ⅳ期患者的 5 年生存率几乎为 0。③ 诊断困难：胆管癌的早期症状不明显，导致早期诊断困难。大多数患者在出现上腹痛、黄疸等症状时已经处于中晚期，这时可能已错过最佳治疗时机，难以进行根治性切除手术。④ 治疗效果不佳：胆管癌手术的难度很高，时间很长，治疗效果也比较

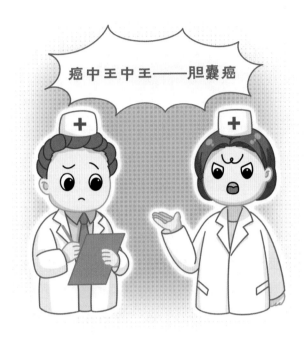

癌中王中王

差。此外对传统的化疗、放疗以及新兴的靶向治疗和免疫治疗的反应不如其他类型的肿瘤，这使得治疗手段有限，疗效不理想。⑤ 易复发和转移：胆管癌的生物学行为不佳，易出现复发和转移，包括淋巴结转移和沿胆道系统的纵行扩散。可见，胆囊癌是非常凶险的。

胆管癌是怎么引起的，会有哪些临床表现

胆管癌的发病原因尚不明确，与以下因素相关。① 已确定的危险因素：胆管结石，胆管-胰管汇合异常，华支睾吸虫，胆管囊性扩张症，原发性硬化性胆管炎。② 可能的危险因素：HIV 感染，环境或职业毒素暴露，糖尿病，IgG4 型胆管炎。③ 癌前病变：胆管上皮内瘤变，导管内乳头状肿瘤，胆管微小错构瘤。

（1）症状：患者可出现黄疸，大多为进行性加重的持续性黄疸，伴瘙痒和体重减轻。少数无黄疸患者表现为上腹部疼痛，有时伴发热、腹部包块。其他症状有食欲不振、恶心呕吐、乏力、消瘦。

（2）二便异常：大便灰白，呈白陶土色，尿色深黄，如浓茶。

（3）胆囊肿大：中段、下段胆管癌患者可触及肿大的胆囊，但 Murphy's 征可能阴性；而肝门部胆管癌胆囊一般不肿大。

（4）肝脏损害：肝功能失代偿可出现腹水，或双下肢水肿。肿瘤侵犯或压迫门静脉，可造成门静脉高压；晚期患者可并发肝肾综合征。

（5）胆道感染：出现右上腹疼痛、寒战高热、黄疸，甚至休克。

（6）胆道出血：如癌肿破溃可导致上消化道出血，出现黑便，贫血。

如果出现上述类似的情况，不可大意，建议前往医院进一步检查明确诊断。胆管癌主要的血检异常：血总胆红素、直接胆红素、碱性磷酸酶和 γ-谷胺酰转移酶可显著升高；血红蛋白下降，伴有胆道感染时白细胞升高；凝血酶原时间延长；部分患者 CA19-9、CEA 可升高。

胆管癌的影像检查是怎样的，如何治疗和调养

影像检查在胆管癌的诊断中尤为重要，早期胆管癌比较隐匿，所以完善的影像检查十分关键。

① 超声检查：B 超检查可发现肝内外胆管扩张；显示胆道的梗阻部位。超声检查是梗阻性黄疸的首选检查。② 超声内镜：对于判断中下段胆管癌和肝门部胆管癌的浸润深度，准确性较高。此外，超声内镜还能判断区域淋巴结有无转移。在超声内镜引导下可以做直接胆道造影，也可以穿刺抽取胆汁测定 CA19-9、CEA 和做胆汁细胞学检查。在超声引导下还可以穿刺病变组织做组织学检查；也可以抽取梗阻部位胆汁做脱落细胞检查。③ 经皮肝穿刺胆道造影（PTC）：PTC 可清晰地显示肝

内外胆管树的形态、分布和阻塞部位。④ 内镜逆行胰胆管造影（ERCP）：ERCP 对下段胆管癌有诊断意义，有助于与十二指肠乳头肿瘤、胰头癌相鉴别。⑤ CT 检查：CT 能较准确显示胆管扩张和梗阻部位、范围，对确定病变的性质准确性较高，三维螺旋 CT 胆道成像（SCTC）有代替 PTC、ERCP 检查的趋势。⑥ 磁共振胰胆管成像（MRCP）：MRCP 检查，是一种无创伤性的胆道显像技术。可以详尽地显示肝内胆管树的全貌、肿瘤阻塞部位和范围、有无肝实质的侵犯或肝转移，是肝门部胆管癌理想的影像学检查手段。⑦ PET-CT：用于肿瘤的良恶性以及是否存在远处转移的评估。

胆管癌的治疗包括：① 手术治疗：胆管癌的治疗原则是早期病例以手术切除为主，术后配合放疗及化疗，以巩固和提高手术治疗效果。② 放射治疗：外科手术切除是胆管癌唯一的根治性治疗，辅助性放射治疗只能提高患者的生存率，对于不可切除和局部转移的胆管癌经有效的胆道引流后，放疗可以改善患者的症状与延长寿命。但是，胆管癌一直被认为对放射线不敏感的肿瘤。一般报道放射治疗的中位生存期为9～12 个月。③ 化学治疗：胆管癌对化学治疗并不敏感，胆管癌较其他胃肠道肿瘤如结肠癌对化疗的敏感性差。但化疗可能缓解胆管癌所引起的症状、改善患者的生活质量，还可能延长存活期。④ 介入治疗：介入治疗在胆管癌中占有重要地位，对于不能切除的晚期病例，应施行胆道引流手术，控制胆道感染，改善肝脏功能，减少合并症，延长生命，改善生活质量。⑤ 中医药治疗：中医药治疗胆囊癌的关键，不仅仅在消除癌肿本身，重要的是在整体观念的指导下恢复肝脏正常的生理功能，才能阻止肿瘤的发生、发展。对于邪盛正不虚的患者，扶正培本联合破积化瘀，晚期阶段病情笃重，人体正气早已衰败，临床诊治以扶正为主。

① 三餐规律：胆管癌患者的饮食要注意三餐规律，用餐时间固定，不要处于过度饥饿或者过饱的状态，让胆汁的分泌规律，减少对胆管的负担。② 营养全面：胆管癌患者在患病过程中机体会消耗大量能量，因此需要及时补充全面的营养，可以适当吃含有丰富蛋白质的食物，如牛奶、瘦肉等。还应补充富含维生素的食物，常见为新鲜的蔬菜和水果，如黄瓜、西红柿、苹果、橘子等。还可以适量吃粗粮、豆类及豆制品

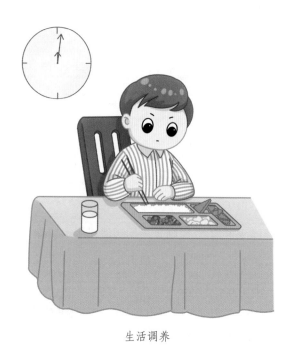

生活调养

等。③ 吃容易消化的食物：胆管癌患者的消化功能较差，一般要注意饮食容易消化。可以适量吃软烂的食物如面条、粥类等，避免吃过硬的食物。④ 避免辛辣刺激食物：胆管癌患者的饮食要注意避免吃油腻、辛辣、刺激类食物，如油炸食品、火锅、酒精等，以免对消化系统造成刺激，增加胃肠道负担，出现恶心、呕吐等不适。⑤ 健康生活：除了饮食以外，还要注意保持规律作息，避免过度劳累，可以适度运动，保持良好情绪。

胆管炎性狭窄的症状是什么，胆管炎性狭窄是不是胆管癌呢

　　胆管炎性狭窄是指由于胆道结石及胆道感染引起的胆道炎症反复发作，黏膜糜烂，形成溃疡，结缔组织增生，瘢痕形成所致的胆管狭窄。狭窄可发生在胆管的任何部位，常见的为左、右肝管开口处，肝总管上端及胆总管下端。

　　如果胆管发生炎性狭窄，会有如下的表现。① 胆管炎性狭窄合并肝外胆管结石，二者互为诱因，肝外胆管结石梗阻会引起胆管炎性狭窄；胆管炎性狭窄容易导致肝外胆管结石。② 胆管炎性狭窄不伴有肝外胆管结石者，也会出现胆管的梗阻，引起胆管炎的症状。③ 胆管炎性狭窄未出现胆管梗阻者有中上腹胀痛不适，消化不良如恶心呕吐等症状；当出现胆管梗阻引起胆管炎的患者，会出现腹痛、寒战高热及黄疸等症状。

以下影像学检查有助于诊断胆管炎性狭窄。① B超、CT、MRI、MRCP：这些检查确定胆管狭窄的部位、程度、形态等，也是胆管疾病的常用影像诊断方法，但有时不能确定胆管狭窄的良恶性。② ERCP、PTC：胆管造影检查，可以很好地显示胆管狭窄的形态，也可以获取狭窄段病理辨别良恶性，还可以扩张或者放置支架治疗胆管狭窄。

胆管炎性狭窄不是恶性疾病，但往往一开始发现时和胆管癌很像，也会引起胆管梗阻、胆管炎的发生。通过影像学检查、介入检查能和胆管癌很好的区别。

先天性胆管扩张是不是小孩子易感，应该如何治疗呢

据报道，先天性胆管扩张（胆总管囊肿）80% 发生在 10 岁以前，20% 在成年人才有症状而检查发现，亚洲的发病率远高于其他地区，女性的发病率高于男性，发病比例为 4∶1。

先天性胆管扩张目前没有药物可以治疗，外科手术是治愈胆管扩张症的唯一治疗方式。总体原则是：一旦发现、尽早手术。

应该如何治疗胆道蛔虫症

随着肠道蛔虫症的减少，胆道蛔虫症发病也逐渐减少，尤其是大城市已是少见病，但在农村等不发达地区还是经常会碰见。胆道蛔虫症的治疗方法主要有如下几种。① 驱虫治疗：如果进入胆道的蛔虫还是活的，大部分胆道蛔虫可以通过驱虫治疗缓解。即使手术后，也要驱蛔治疗。② 中医治疗：中医在治疗胆道蛔虫方面有一定优势，诸如驱蛔汤、乌梅汤配合疏肝利胆方剂的应用往往有很好的效果。③ 介入

治疗：胃肠镜、ERCP 等内镜治疗，也可以取出胃肠道或胆道内的蛔虫，或者蛔虫卵及虫体残骸。④ 手术治疗：如果蛔虫数量较多，非手术治疗不能缓解；或者出现胆管、胆囊的穿孔出血等情况，需采取手术治疗。

篇十三

起居调养

为什么肝病患者晚上 11 点以前要就寝

中医为什么强调春季养肝，什么是养肝功法

肝病患者宜按摩哪些穴位

为什么肝病患者不宜吃甲鱼

肝炎发作时可以锻炼身体吗

……

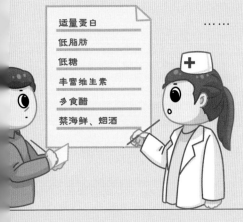

适量蛋白

低脂肪

低糖

丰富维生素

多食醋

禁海鲜、烟酒

慢性肝病患者起居调养的原则是什么

起居有常：生活要有规律，早睡早起，在疾病的稳定期可以适当地从事户外锻炼，并逐渐增大运动量，调动机体的主观能动性，保持人体气血流畅，以利驱邪外出。

劳逸适度：过劳、过逸均可导致疾病的发生。过逸，则使人体气血不畅，肢体软弱，精神不振。适当的体育锻炼，可以使人体情绪舒畅，有利康复。过劳，特别是房劳过度，性生活不节，则最易耗伤肾精，损伤肝脏，造成肝肾不足，所以在疾病的活动期和恢复期，应节制房事，以保精气。

为什么肝病患者晚上11点以前要就寝

自古以来，一天中有 24 个小时，一年有 12 个月，12 个属相，12 个时辰，24 个节气，这都是有道理的。因为每两个小时是一个时辰，每个时辰恰好是每个脏器工作的时间。

23 点至凌晨 1 点是胆工作的时间，属鼠。古人常说胆小如鼠是有道理的。胆是管脑袋，胆生一阳如鼠小，最好不要晚于这个时间段睡觉。做事需要想，所以胆不好的人常常感觉嘴巴苦，胆汁应该向下走，想事时却向上走，造成脑子兴奋就失眠了。胆为什么热呢？肝胆相照，肝火大，胆就热，肝的反射是神经，所以叫神经衰弱。夜里面出现口干舌燥，晚上睡觉腿抽筋，这就是有病的症状。在抽筋的时候看看表，是不是这个时间内抽的呢？另外，西医验血为什么是早晨验呢？因为肝是在夜里面工作的。

凌晨 1 点至 3 点是肝工作的时候，属牛。脾气不好肝火旺，是牛脾气。夜间深度睡眠中肝脏才能得到很好的修复，可以排毒。

慢性肝病患者可以同房吗

　　和谐的性生活对夫妻双方的情绪、健康都是有益的。但性生活又是一项消耗能量很大的全身运动。房事时，心跳加快，血压升高，呼吸急促，全身肌肉紧张，血液循环加速，能量消耗很大，在疾病活动期应该适当节制，过度的性生活势必影响肝脏供氧和加重肝脏负担。因此，夫妻一方患有肝炎时，性生活就得有所限制，尤其是肝炎早期，往往会加重病情。所以，在肝功能异常阶段应停止性生活。在慢性肝炎的稳定期，适宜的性生活有助于疾病的康复和提高生活情趣，提升生活质量。但过度放纵性生活，就有可能引发肝炎复发和加重。当然，从防止疾病传播角度来讲，在肝炎患者精液或阴道分泌物中带有肝炎病毒（主要是乙型肝炎）。如果配偶有乙肝，自己无乙肝保护性抗体的话最好接种乙肝疫苗，或过性生活时让男方使用避孕套，以杜绝相互传染机会。

为什么说"肝病七分靠养"

　　俗话说"病三分靠治，七分靠养"，中医认为"肝为罢极之本"，意思是说，所有劳力都会影响到肝脏，对于慢性肝病患者需要养成良好的生活起居习惯，不宜过度劳累，注意劳逸结合。过度劳累会导致自身抵抗力下降，病毒易于复制活跃，人体的平衡状态容易被打破，诱导重症肝炎的发生。同时，每天晚11点到次日凌晨3点，正是气血流经肝胆经的时间，此时肝胆处于养护状态，如果长期熬夜，不能保证这段时间的充足睡眠，那么肝胆失养，极易使慢性病情恶化，如果再加之感染、情绪不佳、饮食失调，可能诱发重症肝炎的发生。

　　在养肝方面，中医有独到的见解。首先，中医讲究情志养生。中医认为，人体的五脏对应五种情绪，分别是怒、喜、思、悲、恐。其中，肝脏对应的是"怒"，正所谓"怒伤肝"，因此控制自己的情绪是平时应该做的。听过这样一句话，叫作"心气常顺，百病自遁"，大概意思就是说心神如果很安静的话，百病就会自己跑了，因此，心神之安静是很重要的。中医经典《黄帝内经》就针对这个问题有很多论述，例如"精神内守"，即如果一个人的心情能保持平和安静，就不容易受到一些外界嘈杂问题的干扰，感情是如此，身体的五脏六腑也是如此。保持心情的安逸、心态的平静，是尤其重要的，这也是养生学中的"内涵"问题。同时，突然怒火中烧或长期的精神抑郁都会导致肝脏的气血失调，从而影响肝脏的疏泄功能。因此情绪不舒畅时，需要找到一个正确的途径来宣泄心中的负面情绪，例如出去逛逛，做点自己喜欢的事情，或找个知心的朋友倾诉一下，切不可憋在心里，以致伤害肝脏。

中医为什么强调春季养肝，什么是养肝功法

中医向来主张"不治已病治未病"，也就是说要通过调整生活方式来达到预防疾病发生，防止疾病进一步发展的目的。春季是肝病的高发季节，中医认为春季与肝有五行对应关系，因此，肝病患者在春季尤其要注意生活调养，包括身体和精神的调养，结合肝脏的生理特性，以减少肝病的复发，促进康复。

古人强调"春月少酸宜食甘""禁吃热物"。意思是说在春天应当多食一些清淡甘甜、易消化的食物，禁食辛热酸辣之品。比如说瘦肉、鱼类、新鲜蔬菜、水果等富含蛋白质、维生素的食物，有利于肝细胞的代谢和修复。注意饮食卫生，少食油腻、忌酒，以便尽量减少肝脏不必要的负担。

肝脏具有贮藏血液、调节血量的作用。中医认为，肝脏功能减弱，肝气不通，无法调节气血，就会引起全身血液运行失调，导致各种疾病的产生，这时可以练习"养肝功法"养肝护肝。在万物生长的春天，肝气也处于生发状态，这时如果经常练习一些养肝功法，不仅可以加强肝脏的生理功能，促进血液循环，又有助于人们激发肝脏的生理功能，还能增加身体氧气的补给，通调经络，舒畅情志，这些都有助于人体的

生长发育。下面我们就介绍一下具体做法。

早上起床后，面朝东方站立，双脚自然分开，与肩同宽，膝盖微微弯曲，保持头颈部笔直。同时保持上身挺直，挺胸收腹，闭上眼睛，双臂自然下垂，肘部弯曲，使上臂远离身体约 10 cm，并且将双手依靠在大腿两侧。全身放松，均匀地纳气吐气，睁开双眼，尽可能地望向远处。

全身站直，放松，闭上双眼，做深呼吸 2 分钟。然后慢慢开始调整自己的呼吸频率，呼气时收腹，人体重心缓慢向后移动，直至脚后跟接触地面，同时前脚掌微微抬起。在做这套动作时要注意吸气的时候用舌头顶住上颚，均匀呼吸。不能用嘴巴吸气呼气，要用鼻子吸气，用嘴巴呼气。

以上动作做完后，两手掌心向上，往上慢慢提升直到越过头顶，双手掌重叠，然后压在颈部，头部缓慢向右移动。与此同时，下巴向左前方伸出，上身也随之向右边倾斜，倾斜的时候保持呼吸均匀，身体侧向右边停住后，突然睁开双眼，用力呼吸，这时会感觉气道直冲丹田。左边也是这样，做和刚才一样的动作。

最后一步是开始恢复原来的状态，正常呼吸后，坚持用鼻子呼气吸气。同时轻闭双眼，稳定自身情绪，口中上下牙齿互相轻轻叩击 40 次左右，如果此时嘴巴里分泌出很多唾沫的话要用力吞咽。

肝源性糖尿病患者如何安排运动

对于肝源性糖尿病患者，适量的运动可增强患者对糖类合成偏低的耐受性，并减少对体内胰岛素的依赖，从而达到改善血糖水平，纠正血脂代谢紊乱。另外，适量的运动对于肥胖患者也有很大的益处，我们建议的运动方式有慢跑、快走、骑自行车、打太极拳等，运动时建议微微出汗，不宜大汗淋漓，心跳每分钟在 120 次为佳。但是，需要注意的事项是患者在空腹时不宜运动，容易发生低血糖反应，严重者可导致休克，因此把握运动的度非常重要。

为什么说调摄情志是慢性肝病治疗的重要环节

中医认为，恼怒伤肝。恼怒时人体肾上腺素的分泌会出现异常，从而影响到肝脏，使疾病迁延日久不愈，甚至可以加重病情。忧思伤脾，而脾脏的功能紊乱时也会影响到肝脏的正常功能，导致肝脾失调，使急性病毒性肝炎患者的症状加重，日久可能进展成慢性病毒性肝炎。因此，急性病毒性肝炎患者平时应保持乐观的心态，对自身的疾病有一个正确的认识，树立战胜疾病的信心，避免因为担心病情而思想负担过重。拥有积极的生活态度、宽广的胸怀、愉悦的心情，才更有助于疾病的早日康复。

由于慢性肝病病程较长，患疾病缠绵难愈，多有情志改变，表现为易怒，烦躁不安。另外，由于慢性病毒性肝炎的病情容易反复，一定程度上使心理承受能力比较差的患者的症状表现更为明显。临床中，因情志因素而导致疾病复发的例子屡见不鲜。可见，克服不良情绪，对诊治和康复有重要的意义。因此，患者必须首先做到收心养心，培养良好的修养。在思想上保持清静，排除杂念，少思寡欲，静心养病，减少疾病的复发机会，促使早日康复。

"既来之，则安之"。肝病已经发生，如果不能正确对待，终日忧郁，不但不利于疾病的恢复，反而使疾病加重。有研究表明，在人心境不佳、情绪低落时，会导致免疫功能低下。所以，慢性肝病患者特别是慢性病毒性肝炎

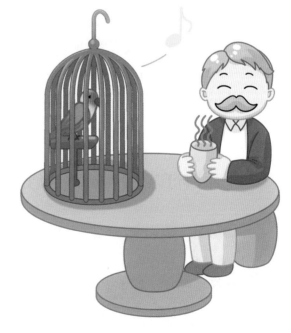

心态最重要

患者，要面对现实，保持乐观、积极的情绪，树立战胜疾病的信心，对康复起决定性的作用。

为何熬夜伤肝

疲劳熬夜会增加糖原、蛋白质的分解及乳酸的产生，加重了肝脏的生理负担，造成肝病复发。适当休息能减少机体体力的消耗，卧床休息可以增加肝脏的血流量，使肝脏得到更多的血液、氧气及营养的供给，促进肝细胞的康复。有研究表明，肝脏的血流量立位比卧位时减少 40%，立位伴有运动时，肝血流量比卧位时减少 80%～85%。肝血流量减少，可直接影响肝脏的营养及氧气的供给。对于经常熬夜的慢性肝病患者，欢娱过度，持续疲劳，睡眠不足，会引起肝脏血流相对不足，导致抵抗力下降，使受损的肝细胞难于修复并加剧恶化。

慢性肝病患者一定要保持充足的睡眠，晚上 11 点以前一定要入睡，以保证肝脏得到修复，同时每天睡眠时间至少维持在 8 个小时以上且保证睡眠质量，第二天起床感觉很有精神，表示有好的睡眠质量，但如果入睡慢、睡中易醒、常多梦魇者，即使睡上 10 个小时，精神仍难清爽，表示睡眠质量很差，就要进行相关的调试。

平时可以进行穴位敷贴疗法吗，如何制作敷贴

有文献记载，取柴胡、郁金、白术、茯苓、丹参、泽泻、川楝子、山楂、延胡索、白及、冰片、酒大黄共研细末，以蜂蜜调和。贴于双侧章门（在侧腹部，当第11 肋游离端的下方）、期门（在胸部，当乳头直下，第 6 肋间隙，前正中线旁开 4寸）、京门（在侧腰部，章门后 1.8 寸，当第 12 肋骨游离端的下方）等肝胆经穴位，每日 1 次。长期坚持，对防治慢性病毒性肝炎有较好的疗效。

肝病患者宜按摩哪些穴位

（1）点神庭穴：肝主谋略，主神智的神庭穴可以益肝。神庭穴，在头前部入发际正中直上 0.5 寸。闲暇的时候可以眼睛面向东方坐着，用中指点压神庭穴，闭着眼睛开始吸气，呼气，不要揉，抖动中指，把眼睁开；然后接着闭眼，同时转动眼球，分别向左右侧各转动一次，再睁开眼平视，目光凝聚，保持 30 s 左右。

（2）以胁肋部疼痛为主要症状的患者，可自行按摩肝俞（在背部，当第 9 胸椎棘突下，旁开 1.5 寸）、胆俞（在背部，当第 10 胸椎棘突下，旁开 1.5 寸）、肾俞（在背部，当第 2 腰椎棘突下，旁开 1.5 寸处）、期门（在胸部，当乳头直下，第 6 肋间隙，前正中线旁开 4 寸）、足三里（在小腿前外侧，当犊鼻下 3 寸，距胫骨前缘一横指）、三阴交。

（3）以腹胀大如鼓、下肢水肿为主要症状的患者，可自行按摩太白（在足内侧缘，当足大趾本节后下方赤白肉际凹陷处）、水分（在上腹部，前正中线上，当脐中上 1 寸）、足三里、三阴交（在小腿内侧，当足内踝尖上 3 寸，胫骨内侧缘后方）。

（4）以身目黄染为主要症状的患者，可自行按摩内关（在前臂掌侧，当曲泽与大陵的连线上，腕横纹上 2 寸，掌长肌腱与桡侧腕屈肌腱之间）、足三里、阳陵泉（在小腿外侧，当腓骨头前下方凹陷处）、中脘（在上腹部，前正中线上，当脐中上 4 寸）。中脘、水分用拇、示两指由左右向中按压，其余穴位用拇、示两指由上而下指压，一面吐气一面强压 6s，每遍压 5 次，每天压 5 遍。

（5）以腹中积块、胀闷或疼痛不适为主要表现的患者，可自行按摩三阴交、足三里、内关（仰掌，位于前臂正中，腕横纹上 2 寸）等。

肝源性糖尿病患者该如何进行饮食调养

（1）饮食控制：肝源性糖尿病，也与其他类型的糖尿病一样，饮食控制是基础环节，合理荤素搭配，注意忌口。饮食原则是低糖、足量蛋白质、少量脂肪。肝源性糖尿病患者每天主粮不多于 250 g，如食用后仍有饥饿感，可加高纤维的蔬菜，如芹菜、菠菜。蛋白质食物的摄入以鸡蛋白、牛奶、瘦肉、河鱼为主，摄入量为 1 g/（kg·d），脂肪的摄入量为 0.6～1 g/（kg·d），可食用的水果有黄瓜、番茄、胡柚。忌食食物有冰激凌、甜点、油炸食品、蜜饯零食、动物内脏、肥肉等。忌食葱、姜、蒜等辛辣刺激之品。

（2）戒烟忌酒忌糖忌粥：从中医理论上说，烟酒是属于辛温发散之品，久服常伤及阴液，加重患者口渴、饮水症状，因此肝源性糖尿病患者应该戒烟忌酒，并且酒精本身对肝脏的损害也是很大的。粥也是不合适吃的食物，谷物熬粥以后含糖量很高。

肝硬化的患者出现腹胀怎么办

肝硬化后期常常合并腹水，患者腹胀明显，可以外敷皮硝缓解症状。用皮硝 50 克，清洁脐旁周围皮肤，将准备好中药皮硝棉垫敷于脐旁周围皮肤，胶布固定，干毛巾二层放置上面，用腹带固定，松紧合适，敷贴时间 4 小时。

慢性肝病患者适合什么样的药粥调理

（1）肝胆气郁：常表现为右胁胀痛或隐痛，走窜不定，或引及右侧肩背，胸闷喜太息，每因情志波动或饮食不当而诱发。舌红，苔薄白，脉弦。此类患者可以服用蜂蜜乌梅内金茶缓中止痛，将鸡内金 100 g 煮汤代水，冲泡 30 g 乌梅肉，同时调入蜂蜜 25 g。或者制作佛手郁金粥疏肝解郁，将佛手 15 g、郁金 12 g、粳米 60 g 一起放入锅内，加清水适量，武火煮沸后，文火煮成粥后调味即可。

（2）肝胆血瘀：常表现为胁痛日久，部位固定，痛如针刺，按之痛甚，右胁下触痛或扪及痞块，舌紫暗，脉弦。此类患者可以取牛肉 1 000 g 切块，清水浸泡半小时后捞出，沥干水分。陈皮 30 g 切丝，白萝卜 500 g 切滚刀块。取清水在锅里烧开，放入牛肉，待牛肉煮沸后，去上层泡沫，继续煮到牛肉熟透，加入萝卜、陈皮，再用小火慢炖，萝卜煮烂后放入盐、味精，吃肉喝汤。此药膳可调气活血，滋补肝肾。

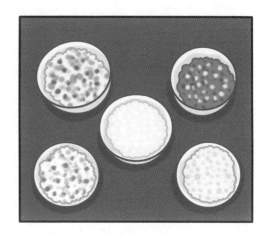

全粥席

药粥调理

（3）肝胆湿热：常表现为往来寒热或高热，胁痛胁胀，胸闷，纳呆，恶心呕吐，周身发黄，小便短赤，大便秘结。舌红，苔黄腻，脉弦滑数。此类患者可以服用茵陈玉米须汤清热利湿，将 30 g 绵茵陈，30 g 玉米须加清水适量，煎煮后取汁。或者食用玉米须炖蚌肉，将 50 g 玉米须装入纱布袋，与 200 g 左右的蚌肉一起放入锅内，加适量水，文火煮至烂熟。此药膳具有利湿退黄、泄热通便的功效。

（4）肝胃不和：常表现为脘胁痞胀，食后为甚，纳呆，呕吐，恶心泛酸，嗳气，口黏。苔腻，脉弦滑。此类患者可以自制鸡内金粥健脾消食，将 5～6 g 鸡内金用文火炒至黄褐色，研为细粉。先取 100 g 粳米、适量白糖放入锅内，加水 800 mL 左右，煮至粥将成时，放入鸡内金粉，煮沸即可。

肝病患者可以喝茶吗，小黄疸患者适合什么样的茶饮方

根据五行原理，肝属木，而水生木，我们还可以通过饮茶来护肝。提到喝茶，我

们不得不想到菊花茶，菊花的功效不仅可以治肝还能养目，特别是在春季喝菊花茶，尤为有益。另外还可以用山楂片和菊花泡水喝，增加酸味，可以更好地入肝经，不加糖，加一两滴蜂蜜最好。除了饮用菊花茶之外，还可以用菊花茶熏洗眼睛，效果也是很好的。当我们用热水把菊花茶泡了之后，先别着急喝，用菊花茶冒出来的热气熏蒸眼睛，之后再饮茶，这样就可以内外兼养，中医养生学中叫做内养气血，外养筋骨、肌肤、四肢。但是具体要用哪一种菊花呢？杭菊以清目为长，黄菊主要有清热解毒的作用，所以要用杭菊洗眼比较好。如果觉得无法养成这个习惯，也可以在早晨的时候用菊花水漱口，漱口以后，吃猴头菇，猴头菇具有抗癌作用，长期吃可以抑制肝炎的发生，每天一两粒即可。除了猴头菇之外，银耳（白木耳）也是很好的养肝食物。白木耳和猴头菇可以一起炖汤服用，不仅可以饮用，还可以拿出一部分，放在手心里，揉期门、日月这两个穴位。晚上还可以用黑木耳炒菜或黑豆煮粥，或者把黑木耳、黑豆一起煎汤煮水，用其漱口，亦可当茶饮。

（1）茵陈茶：茵陈12～15 g，泡茶，可清热利湿退黄。研究表明，茵陈能够保护肝细胞膜、防止肝细胞坏死，促进肝细胞再生及改善肝脏微循环，抑制葡萄糖醛酸酶活性，增强肝脏解毒功能。

（2）田基黄饮：鲜田基黄30 g煎汤代水。有清热解毒，舒肝利胆退黄的作用。

为什么肝病患者不宜吃甲鱼

甲鱼营养丰富，然而肝病患者不宜进食，这是为什么呢？这是由于肝病时胃黏膜水肿、小肠绒毛变粗变短、胆汁分泌失常等原因，其消化吸收机能大大减弱。甲鱼含有极丰富的蛋白质，肝炎患者食后，不仅难以吸收，而且会加重肝脏负担，使食物在肠道中腐败，造成腹胀、恶心呕吐、消化不良等现象；严重时，因肝细胞大量坏死，血清胆红素剧增，体内有毒的血氨难以排出，会使病情迅速恶化，诱发肝昏迷，甚至死亡。因此不宜食甲鱼。

肝病患者可以进补吗

补益法是常用的中医治法之一，但并非任何疾病或疾病的任何阶段都适用补益法。慢性肝病患者常常为虚实夹杂，因此，治疗也常常需要攻补兼施，补法只是治疗的一方面，需要掌握尺度，不可一味进补。一般来说，慢性肝炎患者如果出现肝功能波动，或黄疸，包括急性肝炎时，不宜进补，尤其是参茸类，如野山参、白参、红参、鹿茸、鹿角之类。部分慢性肝病患者出现形寒肢冷、纳差、便溏时，应以平补为主，忌用骏补。鳖是一种高级滋补品，但如果患者出现腹胀、纳差等消化不良症状，不宜进食鳖等高蛋白滋补品。对于形体肥胖、食欲良好的慢性肝炎患者应忌用蜂蜜等含糖量高的滋补品。

急慢性肝炎患者如何进行饮食调养，饮食禁忌有哪些

在病毒性肝炎的发作期饮食宜以清淡为主，不食油腻、刺激、煎炸之品，忌食热性的食物（羊肉、狗肉、韭菜、龙眼、荔枝等）。急性病毒性肝炎急性期患者应以流质、半流质为主，或食用软饭以及减少胀气的食物。少食多餐，不宜进食油腻食物。禁止饮酒吸烟，酒精可以加重肝脏急性损伤。另外，根据自身食欲和消化功能选择脂肪的摄入量，不能吃过多的肉类、糖类、过咸、过甜都要尽量忌口。患者还可适当食用新鲜蔬菜或水果，以补充维生素和微量元素。

在恢复期除服用维生素类保健品外，不宜过早服用其他保健品，因为很多物质需要经肝脏代谢，可能加重肝脏的负担，造成肝损伤，影响肝功能，也可能促使病情复发。急性病毒性肝炎患者进补要征求医生的意见，原则上肝功能正常以后半年方可进补。此外，要严格遵照医嘱，尽量避免随意服用、漏服、停服、任意加减药物等，这些做法都会引起严重问题，影响后续的治疗效果。

对于疾病趋向稳定但留有小黄疸的患者，可选择一些药粥调养。如服茵陈15～30克泡茶，具有退黄解毒的作用；目糊的患者可饮用枸杞菊花茶，枸杞10 g，菊花8朵，用开水冲服，具有清肝明目的作用；肠胃不适，舌苔厚腻的患者可食用薏仁茯苓粥具有健脾利湿，具体做法为将同等分量的薏苡仁、大米和茯苓同煮。或食用茯苓山药汤具有益气健脾，将茯苓磨粉，入山药汤。情绪忧郁可以服用玫瑰花茶疏肝利胆。

（1）慢性病毒性肝炎的饮食原则：适量蛋白、低脂肪、低糖，丰富维生素。最大限度减轻肝脏负担，以达到保护肝脏的目的。慢性病毒性肝炎以护肝为主，食用新鲜蔬菜和水果。对伤肝动火的食物，需避免食用；热性食物应忌，包括羊肉、狗肉、韭菜、龙眼、荔枝等；慎用补品，禁酒，忌壅滞燥热、暴食过饱、肥甘油腻；腌制品也属不宜食用的范围，忌滥用药物。

（2）海鲜好吃，患者不宜：慢性病毒性肝炎患者应避免食用海鲜食物。有研究表明，海鲜食物中的某些较大的蛋白质颗粒能进入血液引起机体致敏，当再次进食这些食物时，就可引起机体发生抗原抗体反应，使组织细胞，如肥大细胞和嗜碱性粒细胞等释放组胺、缓激肽、慢反应物质和前列腺素等介质，从而导致血管、皮肤、胃肠道等发生变态反应，出现相关病变。在整个变态反应中，肝脏是主要的参与器官，因此肝脏受损在所难免。尤其是原有肝病的患者，参与变态反应的过程中可使病情加重，或者原病情已稳定的肝病可能再次复发。

（3）肝病患者宜多食醋：慢性肝炎患者还可经常适量吃点醋，中医认为"酸入肝""补肝用酸味"。醋除了可以作为肝经的引经药之外，还有活血消食、散瘀化积、软坚解毒等作用。同时醋能增加胃液的分泌，当慢性肝病患者食欲减退时，用醋烹调食物，或用食物蘸点醋吃，可明显增加胃液分泌，帮助食物消化，从而增进食欲，提高胃肠道的抗感染能力。同时醋能改善人体的脂肪代谢，但如果伴有胃、十二指肠溃疡或胃酸过多的患者则不宜多食的醋。

（4）肝炎患者要禁酒：酒的主要成分是乙醇，乙醇在肝脏内可以转化为乙醛，它们对肝脏有直接的损害作用，使肝细胞发生变性和坏死。慢性肝病患者的肝脏本身已

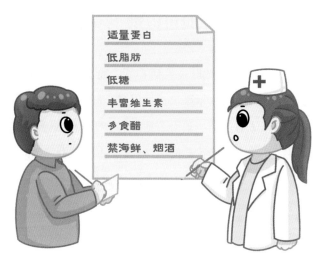

慢性肝炎患者应谨遵医嘱

有病变，再饮酒可谓是雪上加霜，可以促进肝病病情的演变，导致疾病的进展，加速向肝硬化，甚至肝癌方向演变。慢性肝病患者必须禁酒，凡是带酒精的饮料都在禁忌范围内。

（5）吸烟增加肝脏负担：肝炎时肝细胞的解毒功能明显减退，吸烟会导致人体免疫功能的下降，增加肝脏的负担，加重肝细胞的损害。因此，肝炎患者应该逐步戒烟。

（6）忌酒：乙醇可以直接造成肝细胞的损伤，并影响代谢而导致脂肪的堆积，加重病情。

（7）忌食肥甘油腻、煎炸等难以消化的食物。

（8）忌食辛辣刺激的食物。

（9）忌食热性的食物（羊肉、狗肉、韭菜、韭黄等）及水果（龙眼、荔枝、红毛丹等）。

（10）忌食生的海产品。

另外，腹胀时慎食牛奶、豆浆、甜品等产气的食物。

肝炎发作时可以锻炼身体吗

中医认为肝藏血，急性病毒性肝炎发病初期，特别是有黄疸的患者，应以卧床休息为主。因为静卧时肝脏的藏血量增加，可以减轻肝脏的损伤，有利于肝脏自身的修复。过度的劳累（包括体力劳动、脑力劳动及房劳等）会加重肝炎患者的病情，不利于疾病的康复。特别是黄疸高于正常值 10 倍以上的患者更要绝对卧床，避免劳累，包括暂时不能洗澡，但要做好个人卫生工作。

在恢复期的患者不可过度疲劳，休息 2 个月后如无不适可以慢慢恢复到正常的工作和生活状态，循序渐进地参加一定的体育锻炼，有助于气血流通，增强体质，必要的休息可以消除疲劳，恢复体力和脑力，有利于健康，所以要做到劳逸结合。运动量必须循序渐进，按个人体质以感觉不疲劳为度。另外，急性病毒性肝炎患者应避免长时间看书、看电视、看电脑等，因为长时间的用眼会增加肝脏的负担。